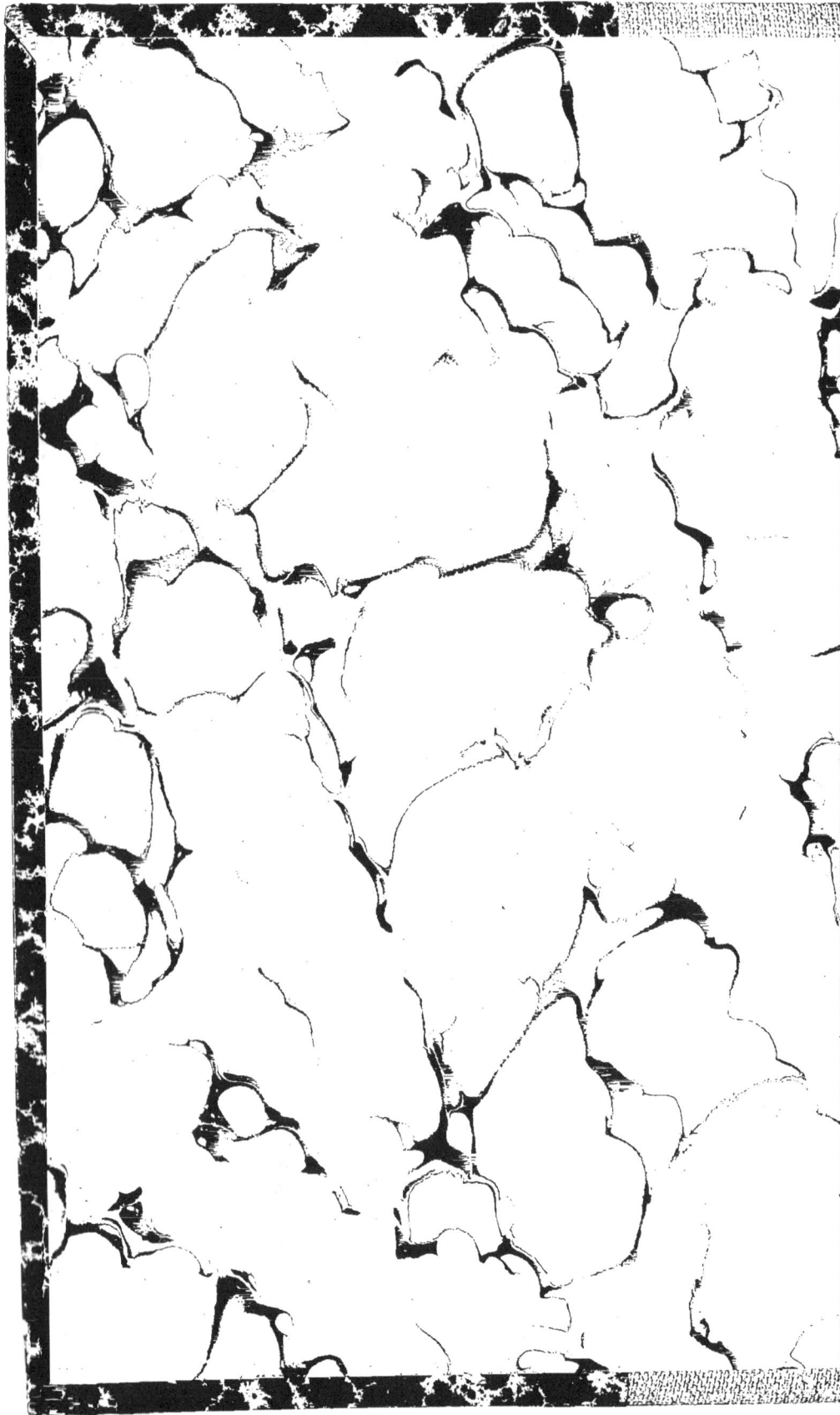

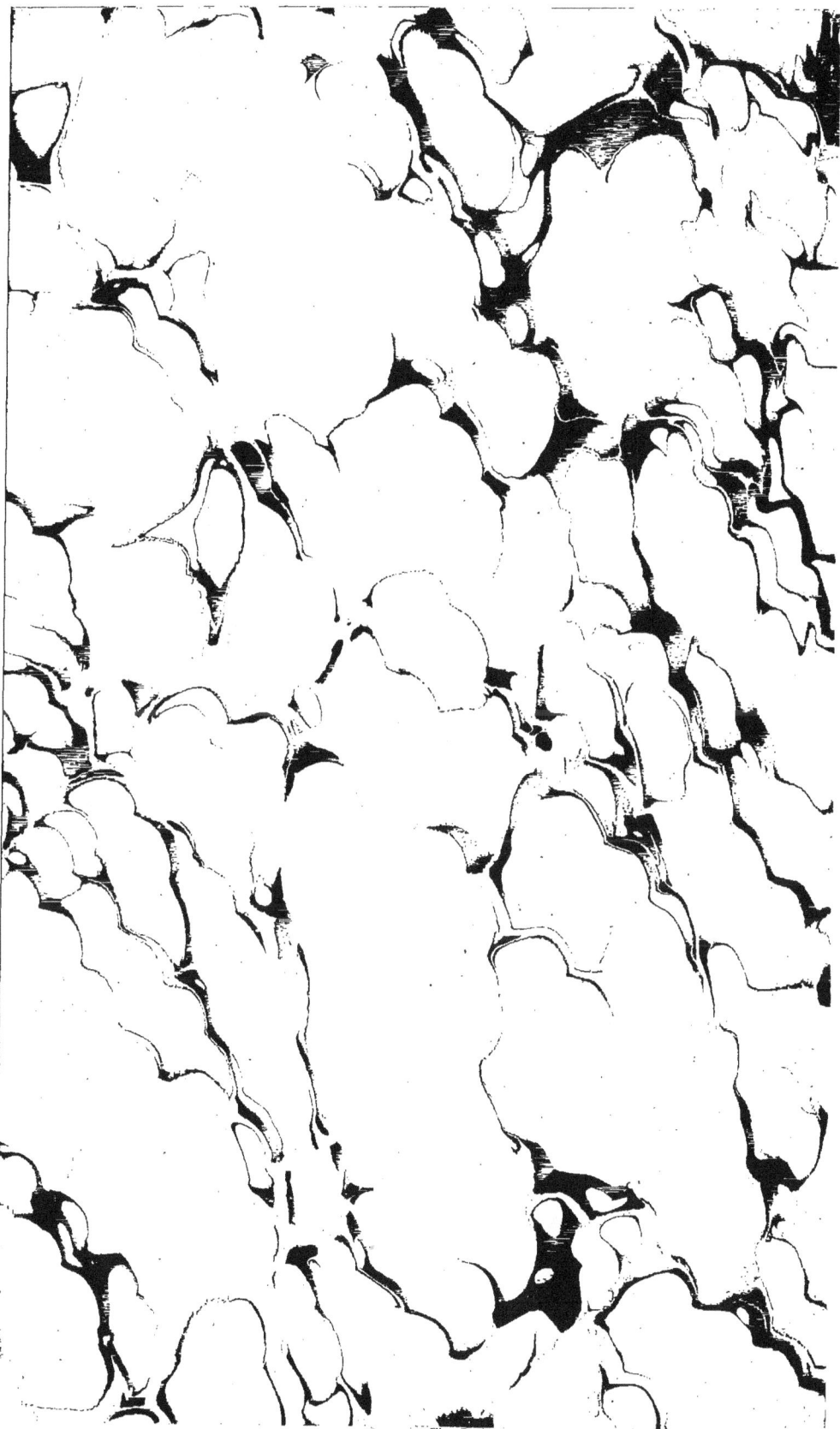

VANHAVEN

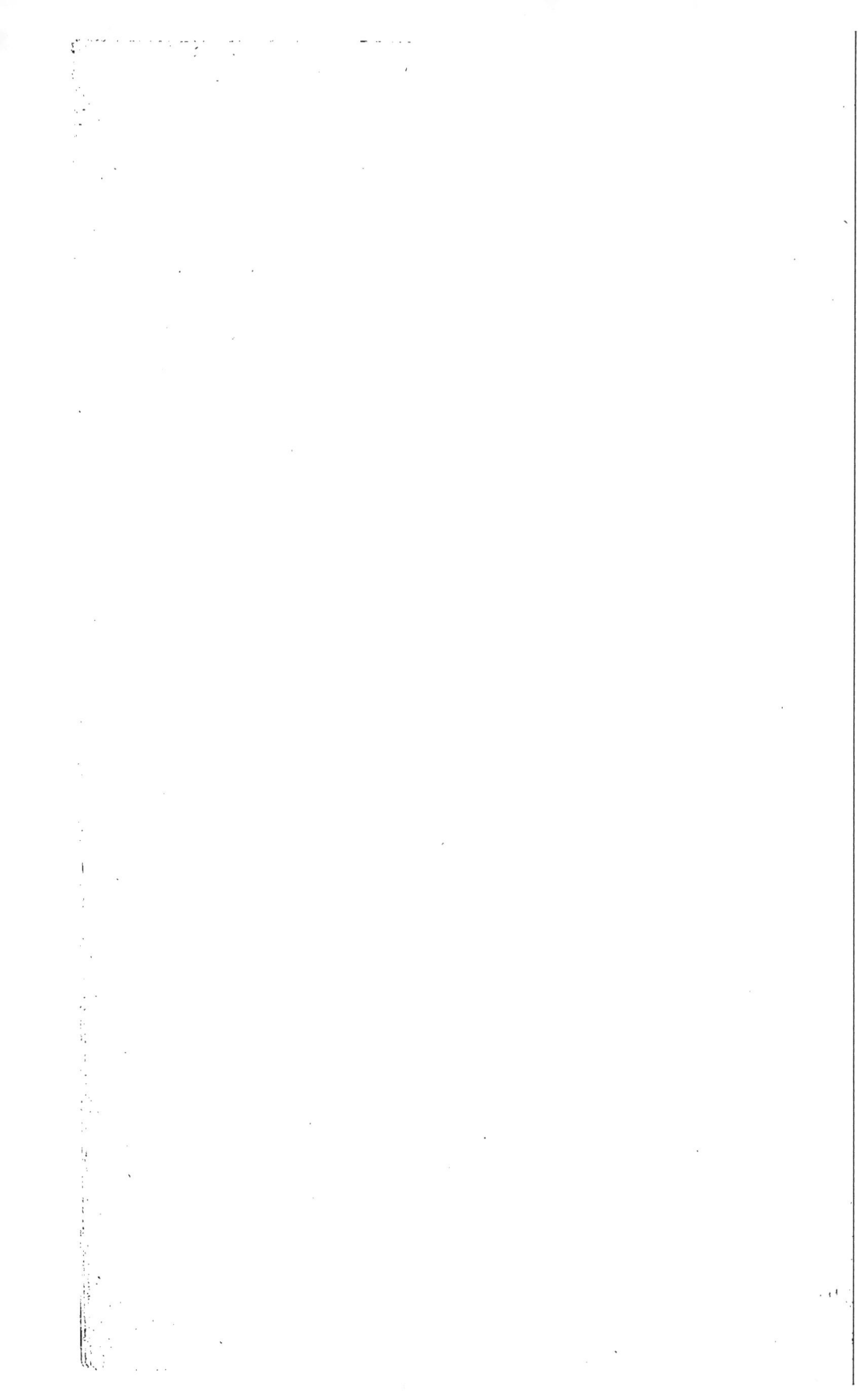

Dʳ M. BOUTAREL

LA MÉDECINE

DANS

NOTRE THÉATRE COMIQUE

:: DEPUIS SES ORIGINES JUSQU'AU XVIᵉ SIÈCLE ::

" 𝕸𝖎𝖗𝖊𝖘, 𝕱𝖎𝖘𝖎𝖘𝖈𝖎𝖊𝖓𝖘, 𝕳𝖆𝖒𝖗𝖊́𝖘 "

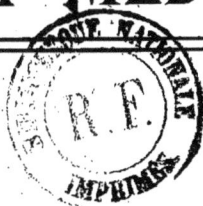

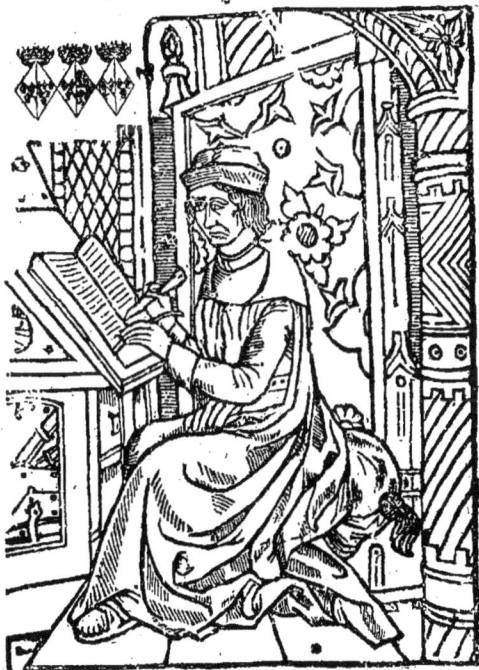

L'Acteur

—

Tirage restreint

—

1918

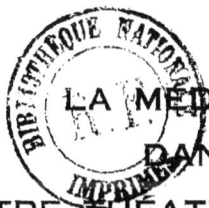

LA MÉDECINE
DANS
NOTRE THÉATRE COMIQUE

Depuis ses origines jusqu'au XVIe Siècle

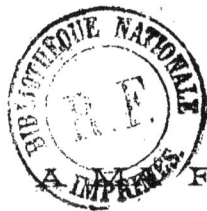

En toute Affection

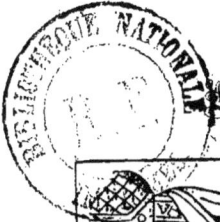

La mort du pêcheur

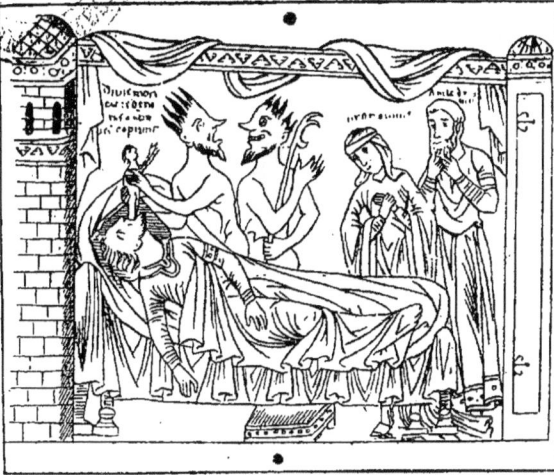

Miniature de l'Hortus déliciarum (XIIᵉ s.)

Il n'est fisicien ne mire,
Tant sache les aultres guérir,
Qu'à se myrouer ne se mire
Et que tous ne faillent mourir;
Car oncques n'y peurent fournir
Galien, non fit Ypocras.
La Mort les vint tous deux quérir :
Car à tous fant passer le pas.

(Remembrance de la Mort. — A. P.).

INTRODUCTION

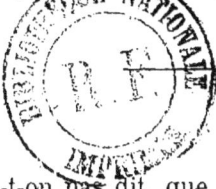

Que n'a-t-on pas dit, que n'a-t-on pas écrit, depuis qu'il y a des hommes, et qui pensent, sur le moine, sur le sorcier, sur le médecin ? Maudit des uns, chéri des autres, invoqué par tous, tour à tour jouet de la satire ou dieu du panégyriste, sceptique à la reconnaissance, indifférent à la raillerie, il n'est nul temps, nul lieu où le médecin n'ait trouvé sa place, glorieuse parfois, modeste souvent, jamais inaperçue.

Le premier médecin a dû naître de la contemplation du premier malade, à moins qu'il ne fut le serpent apportant à nos pères la pomme, le fruit défendu, unique remède à l'ennui physiologique et moral où ils se débattaient dans la monotomie du paradis terrestre.

Et depuis ce temps, nul endroit, nulle époque où l'on ne retrouve le médecin, qu'il s'agisse du grand guérisseur Jésus ou de l'hygiéniste Moïse, du compagnon d'armes que les vieilles épopées nous montrent étanchant le sang de son compagnon d'armes, de Saint-Martin qui guérit les maladies « *les plus périlleuses* », de Saint-Acaire qui guérit les *fols*, ou de la divine Isis, sœur et femme d'Osiris, qui enseigne aux humains l'art de broyer le grain entre deux pierres, ou soulage leurs maux par les heureuses pratiques de la médecine et de la magie. Ainsi firent encore les successeurs de Ménès, qui, près de 4.000 ans avant le Christ, écrivirent des livres de science et d'anatomie.

N'est-ce pas, dès lors, une curiosité légitime qui nous a poussé à savoir ce que pensaient du « mire » nos bons et loyaux ancêtres, plus près que nous de l'originelle naïveté ? — à chercher par quels procédés ce mire gagnait leur confiance ou soulevait leur vindicte, — par quels remèdes il soulageait le corps meurtri des pauvres « navrés ».

Deux voies s'ouvraient à nous : nous aurions pu tirer ample moisson de l'étude des ouvrages scientifiques de l'époque, depuis les fameux poèmes Salernitains jusqu'à l'œuvre magistrale d'Ambroise Paré. Nous avons préféré puiser directement dans l'œuvre du profane, afin de juger le médecin avec l'œil *inscientifique* du public, de partager les rires ou l'admiration du vulgaire, de mieux pénétrer en un mot l'opinion.

C'est pourquoi nous laisserons de côté le « *Regimen sanitatis* », le « *Compendium salernitanum* » et tel autre docte travail, auquel nous n'aurons recours que par nécessité, chemin faisant.

En revanche, nous aurons plaisir à voir évoluer le médecin sur la scène, à noter comment l'auteur nous le représente, soit seul, pontifiant au début de la comédie, soit entouré de malades, d'admirateurs ou de détracteurs. Nous le suivrons pas à pas dans son œuvre de vie, nous le suivrons lorsqu'il examine son malade, lorsqu'il décrètera : « Tu es atteint de telle maladie », lorsqu'il prescrira le *dyarondon* ou la *tisetaine*.

Nous aurions voulu nous borner à étudier le mire sur la scène, dans le théâtre comique, les soties et moralitez, depuis la première œuvre de ce genre jusqu'à la renaissance. Force nous sera pourtant d'empiéter parfois un peu sur des genres différents, de jeter un coup d'œil rapide sur telle satire ou tel

poème ; il nous reste en effet du théâtre comique un
trop petit nombre d'œuvres, et d'ailleurs telle poésie
à 2 ou 3 personnages que l' « *acteur* » lisait en petit
comité, n'est-elle pas du théâtre aussi ? Il ne manque
à ces petites pièces que l'intrigue et le dénouement.

Enfin, nous nous sommes heurtés, comme toujours, à des difficultés de classification. Nous aurions
pu étudier une œuvre littéraire à la suite d'une autre,
prenant dans chacune ce qui nous concerne. Il nous
a semblé que c'était faire là œuvre de critique littéraire plutôt que de médecin, et, quoique l'unité de
l'analyse ait eu à gagner à ce procédé, nous avons
préféré étudier d'abord le mire, puis le *navré*, puis les
drogues, allant d'une comédie à une autre.

Et maintenant, nous n'avons plus qu'à rejoindre
notre personnage, à le suivre dans chacun de ses
actes, à épier chacun de ses gestes, jusqu'au jour où,
emporté par le grand tourbillon macabre, à la suite
du ménestrel, de l'escuier et de l'évesque, et sans
quitter jamais la fiole fatidique, le mire nous dira, en
un dernier geste d'enseignement, alors qu'armée d'une
bêche la Mort tient le bas de sa robe :

> Long temps a qu'en l'art de phisique,
> J'ai mis toute mon estudie.
> J'avoye science et pratique.
> Pour guérir mainte maladie.
> Je ne scaÿ que je contredie
> Plus n'y vault herbe ny racine
> N'autre remède quoy qu'on die:
> Contre la mort n'a médicine.

(*La Grande Danse Macabre 1486*).

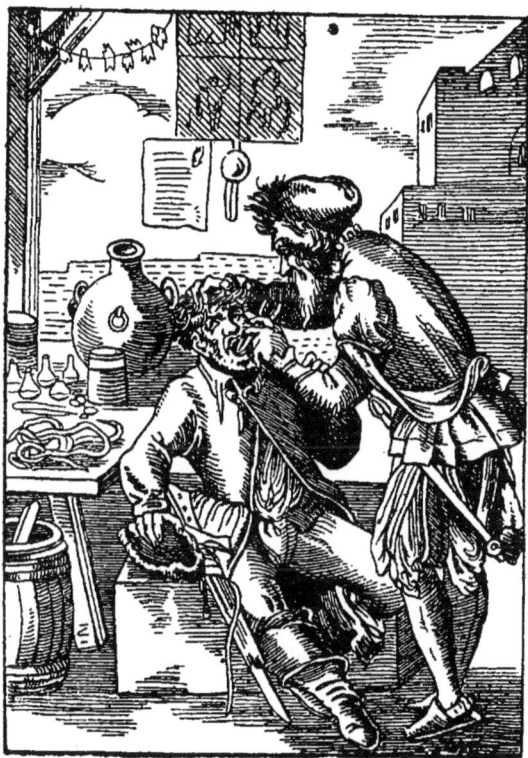

Le chirurgien

(D'après une gravure du XVIe s.)

LE MÉDECIN A LA SCÈNE

Le bon mire et le mauvais mire

En l'an de grâce 1255, en la bonne ville d'Arras, chère aux poètes, se préparait un jour la représentation d'une comédie, nous dirions mieux d'une « revue », et c'était « *Li jus Adam* ». C'est là le plus ancien ouvrage de notre répertoire comique qui se soit transmis jusqu'à nous. Or, dans cette piécette, petit chef-d'œuvre de verve satirique du bon poète Adam, nous verrons tout à l'heure défiler quantité de personnages, Adam lui-même et son père, tel moine, tel fou, des fées, un médecin.

Mais, avant d'écouter les palabres du « *fisisciens* » campé par Adam le Boçu, qui ne fut bossu que par son esprit malicieux, il nous paraît utile de jeter un rapide coup d'œil sur le médecin tel qu'on peut se le représenter à cette époque, sur le mire en toute sa splendeur.

Au XIII° siècle, la fameuse Ecole de Salerne avait atteint l'apogée de sa puissance. C'était l'un des quatre berceau de l'esprit humain : « *Quatuor sunt urbes cæteris praeeminentes, Parisius in scientiis,* SALERNUM IN MÉDICINIS, *Bononia in legibus, Aurelianis in auctoribus* ». De tous les points de l'Occident et de l'Orient, on se rendait à Salerne : l'étudiant y venait chercher son maître, et le malade sa guérison. Toute les langues s'y parlaient, toutes les conditions sociales s'y coudoyaient. C'est de l'école de Salerne que sortit le poème « *Regimen sanitatis, seu de conservanda bone valetudine* ».

C'est à Salerne que les médecins apprenaient à connaître les doctes préceptes d'Hippocrate, et par les statuts de l'école, le médecin devait étudier pendant sept ans, au bout desquels il recevait l'anneau et le bonnet, après avoir été interrogé sur Galien et sur Avicenne.

C'est à Salerne, enfin, que le médecin apprenait la manière de se comporter à l'égard du malade, à « *entrer d'une manière souriante* », à « *amener doucement le malade à le payer* ».

Mais l'école de Salerne n'allait d'ailleurs pas tarder à se laisser concurrencer par Paris et par Montpellier. La faculté de Montpellier datait de 1150. La création de celle de Paris paraît avoir été un peu postérieure. C'est en 1200 que Rigord, médecin et historien de Philippe-Auguste, nous dit que l'on peut s'instruire à Paris dans l'art de guérir. Les savantes assemblées de cette faculté se tenaient « *supra cuppam Nostræ-Damæ* », près le bénitier. Les leçons, actes et examens avaient lieu chez le président de thèse ou même chez le candidat.

Dans l'université de Paris, les titres de bachelier et de docteur sont conférés pour la première fois en 1231, et ce titre de docteur vous faisait parvenir au plus haut rang, qui équivalait à peu près à celui d'une chevalerie militaire.

Plus tard, à la fin du XVᵉ siècle, le « *Mystère de St-Pantaléon* » nous prouve l'existence de l'enseignement libre : *Maistre Morin*, « *des mires le meilleur maistre* », accepte de faire l'éducation du jeune Pantaléon, qu'il gardera sept ans auprès de lui pour lui inculquer sa science :

MAISTRE MORIN

Pour ce que le voi gent et net
Sire, voulontiers le prendray
Et le mestier li apprendray
Parfaitement, s'en li ne tient.
Mais je vous bien qu'i convient
Qu'il me serve set ans entiers
Et dix livres de vos deniers
Avoir avec.

On voit donc que les moyens d'étude de nos prédécesseurs ne furent peut être pas aussi rudimentaires qu'on le suppose parfois; n'avaient-ils pas d'ailleurs ample moisson à faire dans l'œuvre d'Hippocrate et dans celle de Galien ? Ils n'en firent pas faute.

On comprend que d'une aussi savante faculté que celle de Montpellier ou de Paris, ne pouvaient sortir que de bien remarquables mires ; et c'est un mire d'entre ces mires que va nous présenter Adam le Boçu. Sous la satire du poète, nous allons en effet deviner le médecin qui passe ses nuits la tête dans ses mains et les yeux fixés sur le « Compendium », ménager du malade et respectueux de sa profession, l'homme le plus scrupuleux et le plus compétent personnage que l'on put rêver à l'époque. (1)

Mais, à côté de cette pure image, à côté du savant clerc, surgissent les ombres de quantité de médecins par occasion, qui se mêlent de médiciner par simple amour du lucre ou par incapacité de faire autre chose. Les conciles de Montpellier (1162 et 1195) n'y purent mais, non plus que les mesures prises contre les frau-

_____

(1) Le docteur Witkowski, dans son ouvrage sur « le Médecin au théâtre », paraît avoir mal compris le mire du « Jus Adam »,

des en 1270. Ce sont ces gens sans scrupules que vise Ambroise Paré, lorsque, quelques siècles plus tard, il adresse une requête à Charles IX contre « *ces vulgaires et imposteurs, qui se nomment renoueurs comme prestres*, MOINES (1), *artisans, charlatans, bourreaux, exécuteurs de haute justice, ladres, femmes,....* »

Et voilà notre second type de médecin, qui court et se faufile partout où il espère se faire une aubaine, et que l'on rencontre les « poches » littéralement bourrées de remèdes miraculeux, qu'il s'agisse de la pierre ayant toute vertu de guérir ou de l'herbe dont les qualités ne sont pas moindres.

Or, ces deux types de médecin, le bon mire et le mauvais mire, nous allons les trouver à la scène : le prototype du premier est, nous l'avons dit, le fisisciens d'Adam ; le prototype du second sera le bonimenteur du « *Dict de l'erberie* » de Rustebuef.

A tout seigneur, tout honneur, et commençons par le bon mire.

I. — LE BON MIRÉ

Le médecin jusqu'au XIIIe siècle

« *Li jus Adam* » 1255

Au début du « Jus Adam », le bon poète, à la fois auteur et personnage principal de sa pièce, vient de nous faire en vers gracieux une description des charmes de sa femme, charmes, hélas, maintenant rom-

---

(1) On sait que les moines ne se firent pas faute d'exercer la médecine, lorsque, toutefois, ils n'étaient pas obligés de verser le sang, ce que l'Eglise réprouvait. En particulier, beaucoup de moines de Cluny et les moines blancs de Citeaux furent médecins.

pus. Puis arrive son père, Maistres Henris, qui profite
de la présence d'un fisisciens d'Arras pour, comme de
juste, lui demander un conseil au sujet de sa santé.

Et laissons la parole à nos deux compères :

MAISTRES HENRIS

Je sui uns vius hom plains de tous,
Enfers (1) et plains de rume et fades. (2)

LI FISISCIENS

Bien sai de coi estes malades,
Foi ke doi vous, maistre Henris,
Bien voi vo maladie chi......

Voilà, n'est-ce pas, un diagnostic rapidement posé.
Avant, d'ailleurs, de parler, le mire a dû faire quelque simulacre d'examen, jeu de scène, que l'auteur,
comme presque toujours dans notre vieux théâtre, ne
croit pas utile de nous indiquer. Puis il se prononce,
en savant beaucoup moins qu'en psychologue : Maistres Henris est atteint d' « avarice », et c'est là tout son
mal. Il n'est d'ailleurs pas une exception à Arras, et
le médecin, appelé à donner son avis, a maintes fois
guéri l'un ou l'autre de cette maladie. Et voici en quels
termes charmants quoique peu modestes, il nous rend
compte de ses succès :

Je suis maistres bien acanlés, (achalandé)
S'ai des gens amont et aval
Cui je garirai de chest mal.
Nomméement en cheste vile.
En aï jou bien plus de deus mile
Où il n'a respas ne confort

Puis le mire passe en revue un certain nombre

(1) très bas.
(2) malade.

de ses concitadins, tous plus ladres les uns que les autres. L'un d'eux ne pousse-t-il pas l'avarice jusqu'à acheter du poisson mort, c'est-à-dire pas frais ?

Donc, voici dès le début, notre médecin bien tracé : c'est, comme nous l'avons dit, un honnête médecin, assez répandu puisqu'il soigne un assez grand nombre de malades, même en tenant compte de l'exagération voulue. Il s'agit vraisemblablement de quelque personnage ayant réellement existé à l'époque d'Adam, de quelque médecin d'Arras. Tous les personnages du jeu, en effet, ont vécu, sauf évidement les trois fées, et le poète a vraisemblablement pris sur le vif son médecin comme ses autres victimes.

Mais, peu satisfait du diagnostic du mire, Maistres Henris va insister :

> Maistres, k'est che chi ki me liève? (1)
> Vous connissiés vous en chest mal?

Évidemment, li fisisciens s'y connaît. Et, pour le prouver, il va mettre en œuvre un des grands procédés de diagnostic de l'époque, l'examen des urines. Ici, nous sommes forcés d'ouvrir une parenthèse, afin de dire quelques mots de ce fameux « *jugement secret des urines* ».

Il faut croire que, de tous temps, le médecin fut frappé de l'intérêt que présentait cet examen, même fait avec les procédés les plus rudimentaires. Avec l'examen du pouls que l'on devait compter au moins « *jusque cent* », et de la main gauche, la plus proche du cœur, l'examen de l'urine primait tout. Sur ces deux ordres d'investigation, reposait toute la médecine d'alors.

(1) Que m'arrive-t-il ? — Peut-être équivoque obscène.

Alors qu'Hippocrate avait quelque peu négligé
l'examen du pouls, Galien, au contraire, y attachait
une importance primordiale, et l'on conçoit que les
médecins Salernitains, ses disciples, aient suivi la
même doctrine.

Galien a écrit 17 livres sur les différentes espèces
de pouls et sur les indications qu'ils fournissent dans
le traitement des maladies. On distingue, selon lui,
le *pouls simple, composé, long, large, élevé, vite, fré-
quent, véhément, lent, faible, doux, mou, dur, égal,
inégal, intermittent, dicrote, ondoyant, tremblant, con-
vulsif.* C'est là, seulement, un essai de classification,
car Galien lui-même avoue que la vie d'un homme ne
suffirait pas à l'étude du pouls, modifié par les moindres causes, le changement de régime, le climat, les
passions de l'âme, etc.

Or, Galien, cette fois à la suite d'Hippocrate, et
aussi la cohorte des anciens mires, n'est pas moins
subtile en ce qui concerne l'examen de la sécrétion
urinaire. On comprend, dès lors, que ces pratiques
aient impressionné le public : le médecin devint insé-
parable de la précieuse fiole d'urine ; au théâtre comme
dans la vie réelle, il n'a garde de l'oublier.

A l'occasion du premier congrès de l'association
internationale d'urologie (30 sept., 3 oct. 1908), M. A.
Marty a publié une plaquette dont deux planches ont
été reproduites dans la Chronique médicale ; l'une
d'elle, du XVIe siècle, la seule que nous retiendrons,
nous représente un médecin, assis dans une chaire, vêtu
d'une robe sans plis qui lui descend aux chevilles, et
portant un bonnet sur ses longs cheveux. Il tient à la
main et examine une ampoule d'urine que vient de
lui apporter un malade (1). Cette image, circulaire,

(1) ... « En effet, le médecin regardait dans le blanc des yeux

est elle-même inscrite dans un cercle plus grand divisé
par des diamètres en un certain nombre de cases. Chaque petite case renferme une fiole ressemblant à peu
près à une ventouse dont le col serait allongé, et
porte l'indication de la couleur de l'urine renfermée
dans chaque flacon. Ces flacons sont au nombre de
vingt, et la gamme chromatique indiquée varie du
limpide au noir. Voici d'ailleurs quelques-unes de ces
couleurs, à rapprocher des variétés de pouls citées
plus haut : « *albus color ut aqua fontis, glaucus color
ut cornu lucidù, subpallidus, subcitrinus color....
ruffus ut aurù, rubicondus ut flàma, viridis color,
lividus color ut plumbum, niger ut cornu bene ni-
grum....* ». etc. (2)

le malade, puis lui présentait un grand verre de cristal et lui
disait : « pisse »... et le Persan mettait le verre à la hauteur de
son œil et l'examinait, puis disait : « Tu as telle et telle chose ».
Et le malade toujours s'écriait : « Par Allah, c'est la vérité ».
(Mille nuits et une nuit, trad. Mardrus).

Dans un curieux certificat du XVe siècle, signé : Maystre Jacob de Lunell, fisician, et Maystre Guillem Biroier, surgia et bar-
léa de Tarascon, nous lisons : « ...il nous a requis lui-même de
voir son urine, de lui faire une saignée et de lui palper tout le
corps, pour voir s'il était réellement atteint de ce mal (lèpre)...
Sachez donc que nous avons examiné son urine et son sang et
que nous n'avons trouvé ni dans l'un ni dans l'autre aucun signe
de maladie. Après avoir fait les expériences indiquées dans le
LIVRE, nous avons vu que sang était bon, pur et net... ».
(Cité par la Chronique médicale, 1908).

Par Dieu, qui verroit son urine,
Trouveroit prou de tielz malades...
(Sottie à huit personnages, R. G. S. I II).

(2) — Urine ki est blanche, e ad as funz mellée de sanc, mort
signifie.
— Urine, es fèvres aiguës, ki est neire, desus e ad lie es funz,
signifie frenesim.
— Cil hume est seins ki ad l'urine blanche le matin a lever,
e vermel entre prime et terce, et blanche derechef a haute nune,
e a vespre vermeille.
(Ms 503 B. Fac. Méd., cité par Berthaud, thèse 1907).
Nour pourrions, sans intérêt, décupler ces citations.

Certes, le fisiscien d'Adam de la Halle, quoique plus vieux de trois siècles, avait bien à se mettre sous la dent quelque docte traité de la coloration des urines, par exemple le « *Poème des urines* », de Gilles de Corbeil, médecin de Philippe-Auguste. Et c'est pourquoi il peut avec sécurité se prononcer sur le cas de Maistres Henris, et porter un pronostic soit bénin soit fatal :

> ...Puisque la mort mettra son signe
> ès poulx de l'omme et l'orine, (1)

Donc, voici notre médecin en présence de Maistre Henris, qui lui demande un avis :

LI FISISCIENS.

Preudon, as tu point d'orinal?

MAISTRFS HENRIS.

Oie, maistres, vés ent chi un.

LI FISISCIENS.

Fesis tu orine a enjun? (à jeun)

MAISTRES HENRIS.

Oie.

LI FISISCIENS.

Cha dont, Dius i mait part.

Ici, vraisemblablement, jeu de scène. Le mire prend l'urinal dont le malade a eu grand soin de se munir, le tourne et le retourne en tous les sens, en note la couleur et l'odeur, la goûte peut-être, comme cela se pratiquait parfois. Nous avons appris que l'urine devait être recueillie à jeun. L'investigation terminée, le mire se prononce : Maistres Henris est at-

(1) Anciennes poésies, t. III — « *Débat de nature et de jeunesse* », dialogue.

tient du « mal Saint-Liénart ». Il s'agit vraisemblablement d'obésité ou d'hydropisie. La légende dorée, en effet, nous fait connaître l'histoire de ce Saint-Léonard. Ayant quitté la cour de Clovis, il se mit sous la tutelle de Saint-Rémy, puis passa en Limousin et se retira en une forêt déserte où il bâtit un oratoire et quelques cellules, afin d'y vivre dans la retraite avec quelques pieux compagnons. C'est en cette forêt qu'il rencontra une reine surprise par les douleurs de l'enfantement. Saint-Léonard lui porta secours, et devint depuis le patron des femmes enceintes (1). Il nous paraît donc probable que, par extension, il fut bientôt invoqué par tous les malheureux qui portaient avec peine un ventre trop pesant. Cette hypothèse se vérifiera d'ailleurs pleinement plus loin, comme nous allons le voir sans tarder.

Maistres Henris demande : Maitres, me faudra-t-il pour cela m'aliter ?

— Non, certes, répond l'homme de science : en cette ville, j'ai tiré d'affaire trois malades qui étaient dans votre cas.

Et, aussi curieux qu'une femme, Maistres Henris demande aussitôt qui ils sont. A quoi, en dépit du secret professionnel (1), le médecin répond en citant 3 noms,

(1) « Plusieurs de nos reines, entre autres Marie de Médicis, Anne d'Autriche et Marie Leczinska, aïeule du roi, se sont vouées et recommandées spécialement à lui dans leurs grossesses. Leur reconnaissance a attiré, de tout temps, les bienfaits et les faveurs de nos rois sur les habitants de la ville de Saint-Léonard ».
(Journal historique et politique, 20 déc. 1778).

(2) Le secret professionnel n'était pas encore respecté au XVe siècle. Dans sa « Pratica », Ferrari signale l'hydropisie de François Sforza ; le catarrhe de Malfeo Veggio de Lodi, célèbre poète, et donne les noms de plusieurs seigneurs qu'il soigna dans le duché de Milan. En 1782, un médecin du roi cita les noms de ses malades : dame Almaric, épouse d'un négociant de la ville de Nîmes, en Languedoc ; demoiselle Aumon, de Strasbourg ; dame Pécauld, de Franche-Comté, etc., etc.

noms de quelques habitants d'Arras, dont Adam de
la Halle se voulait gausser pour une raison ou pour
une autre. Et le mire ajoute :

Li Fisïsciens.

Cascuns est malades de chiaus
Par trop plain emplir lour bouchiaus,
Et pour ch'as le ventre enflé si.

Devons-nous voir dans ces quelques vers un essai
d'étiologie de la cirrhose, qui donne le ventre enflé ?
Maistres Henris est-il un ascitique ou un simple obèse ?
L'auteur ne s'est certes pas posé la question ; peut-être
avait-il entendu dire par quelque médecin observateur que l'intempérance engendre l'hydropisie ? Il nous
paraît plus vraisemblable d'admettre que, sans chercher plus loin, il constate que le gros mangeur devient
obèse. Nous verrons pourtant au cours de cette étude,
que la bonne chère est spécialement incriminée comme
cause de l'ascite (*Condamnacion de Bancquet*).

Voilà donc Maitres Henris rassuré sur son sort.
Et, chemin faisant, nous avons vu que notre mire est
bien le médecin bien « *acanlé* » qui nous avait été promis .

Maistres Henris s'est retiré à l'écart. Dame Douche (*ou douce dame*) arrive, et notons en passant que
le rôle de cette corpulente personne est tenu par un
homme. Sans préambule, elle offre de « son » argent
au mire, en échange d'un conseil.

Car li ventres aussi me tent
Si fort ke je ne puis aler.
S'ai aportée, pour moustrer
A vous, de trois liues m'orine.

Le mire regarde, réfléchit, se prononce : Dame
Douche est malade de « *gésir souvine* », c'est-à-dire de

trop fréquemment s'étendre sur le dos. Cela seul explique ses douleurs abdominales. On conçoit que la
bonne dame ne puisse, sans protester, accepter un
pareil diagnostic. Aussi, perdant toute mesure : « Vous
en mentez, sire ribaud, je ne suis pas une telle
femme ». Mais, que faire contre l'infaillibilité de la
science ? Le mire aura le dernier mot, et nous démon-
trera que c'est bel et bien Dame Douche qui ment.
Pour cela, il va faire pratiquer l' « épreuve du pouce ».
S'adressant à Rainelet, personnage de bonne volonté,
il lui demande de lever le pouce. Puis il convient qu'on
oigne ce pouce et qu'on y trace une croix d'urine. Rainelet n'aura plus alors qu'à « *rewarder en cheste
croix* » et à dire ce qu'il y verra. Cette bonne dame
Douche commence à trembler : « *Je vois bien, dit-elle,
que rien n'est secret pour un homme tel que vous* ».
Mais Rainelet a déjà parlé :

RAINELÈS

Dame, je voi chi c'on vous fout.
Pour nului n'en chélerai rien.

Le flsiscien triomphe : « *Je le savais bien,* dit-il,
l'urine ne ment jamais ».

Il est plus que probable qu'en portant à la scène
la petite histoire de la croix d'urine, le trouvère a eu
pour seul mobile de réjouir ses auditeurs. Rien ne
nous fait supposer qu'il s'agisse là d'un véritable procédé de diagnostic, et nous ne pouvons admettre cette
hypothèse, quels qu'invrasemblables qu'aient été les
procédés de diagnostic et de traitement employés parfois par les médecins médiévaux. Nous retrouverons
un peu plus loin, dans une sotie, postérieure au Jus
Adam, un autre cas de diagnostic par un « procédé
du pouce», sans urine cette fois-ci. (1)

(1) Sotie nouvelle de l'astrologue — R. G. S., t. I.

À partir de ce moment, ayant donné quelques avis à Maistres Henris et à Dame Douche, le mire va jouer un rôle très effacé dans le reste de la pièce. Le personnage de premier plan va être un moine porteur des reliques de Saint-Acaire, qui vient vanter son patron, le meilleur Saint guérisseur, spécialisé dans la cure de la folie. Le moine récolte force offrandes, tant en espèces qu'en fromage gras, et bien des fous lui font parvenir leur obole. C'est ce qui explique que le Saint homme se trouve bientôt suffisamment riche pour pouvoir abandonner ses reliques chez le tavernier, quitte à passer les racheter demain. Notre confrère n'a donc plus la parole, et devant la religion, la science elle même s'incline. À peine donne-t-il un tout petit conseil d'hygiène à tous les braves qui se sont mis à boire : « Vous vous tuez, dit-il, vous allez tous devenir paralytiques, ou je me trompe fort et la médecine n'est qu'un leurre ». « Je n'en ai jamais douté, répond Guillot, et je ne prise pas la médecine plus qu'une noix ». Sévère, comme on voit.

Voici toutes les remarques que nous fournit le médecin du Jeu de la Feuillée. Nous serons forcé de revenir sur cet ouvrage, à propos du malade à la scène ; nous aurons à faire, en effet, avec un fou, attiré par le disciple de Saint-Acaire. Laissons-le pour le moment, et continuons notre étude du médecin après avoir dit adieu, chapeau bas, au guérisseur de Maistre Henris et de la grosse dame, brave homme de médecin sans doute, qu'un contemporain moqueur s'est plu à transformer en marionnette, pour le plus grand plaisir des gentils hommes et bourgeois de la ville d'Arras.

Le médecin au XIVᵉ siècle dans le théâtre lithurgique

Pendant tout le XIVᵉ siècle, le théâtre comique semble avoir subi une éclipse, et Adam le Boçu ne trouva que plus tard des continuateurs. Ceci s'explique peut-être en partie par la perte des manuscrits, en partie aussi par l'évolution religieuse que subit le théâtre à cette époque. La seule pièce profane qui nous soit demeurée est « *Griselidis* ». Mais, pour combler cette lacune, nous possédons une ample moisson d'ouvrages religieux, nous voulons parler de l'importante série des « *Miracles de Notre-Dame* », vers 1840.

Dans ces miracles, comme d'ailleurs dans les Mystères, un peu plus tard, et d'une manière générale comme dans tout le théâtre lithurgique, ce n'est qu'exceptionnellement que le médecin va paraître à la scène. Les guérisseurs véritables étaient d'une autre essence : ce sont des saints, porteurs d'un surnaturel pouvoir ou possesseurs de reliques, bons saints, parfois bien humains et sujets aux passions les plus diverses ; c'est Notre-Dame, mère toujours présente et toujours prête à tendre une main secourable à l'infortune, ce sont les saints anges, les messagers divins porteurs des grâces célestes, c'est enfin Dieu le Père lui-même, qui, sans se déranger de son trône paradisiaque, daigne cependant envoyer par quelqu'un de ses serviteurs ses bienfaits aux pauvres humains. Lorsque le malade désire guérison, par un simple acte de foi, par une simple invocation à notre mère, il est assuré d'obtenir rémission de ses douleurs. La vierge est toujours là, cachée derrière quelque nuage, et, sur

un simple mot, envoie au malheureux le plus beau de
ses anges, porteur de dons de santé.

On comprend donc que dans ces ouvrages touffus
et prolixes, ou le merveilleux tenait toute la place, il
n'ait guère été question du médecin, nous disons guère
pour ne pas dire jamais.

Les miracles ne nous fourniront donc aucun renseignement concernant le mire. Nous les retrouverons,
par contre, plus loin, à propos du malade à la scène,
et des actes physiologiques tels que l'accouchement.

A côté de ces miracles, que nous reste-t-il ? Rien,
où à peu près. C'est à peine si nous trouvons mention
d'un médecin qui figura en 1315, lors des fêtes don-
nées en l'honneur d'Edouard d'Angleterre, et prit
place sur l'estrade établie le long du parcours que devait suivre le royal cortège.

Les remarques que nous venons de faire subistent
toutes si nous envisageons les « Mystères », œuvres
différant des miracles seulement par la longueur et la
mise en cause moins directe de la Vierge.

Le médecin paraît pourtant dans le Mystère de
Saint-Pantaléon, le nécromancien dans le « *Mystère
de Joseph* ». D'autres mystères fournissent quelques
exemples d'actes médicaux ou chirurgicaux, et parmi
eux, nous citerons la « *Vengeance de Notre Seigneur* ».

Nous avons dû limiter notre cadre à l'étude du
théâtre comique. Nous laisserons donc de côté les œu-
lithurgiques, citant seulement une faible partie des
plus intéressantes, sans nous y appesantir, et renvoyant à l'étude des éditions de Miracles et de Mystères publiées par la Société des Anciens textes. Le
lecteur patient (car ces ouvrages deviennent rapidement fastidieux) y récoltera parfois quelques lignes
typiques ayant trait à notre profession.

Le médecin aux XVᵉ et XVIᵉ siècles

« Les Farces — Les Soties — Les Moralités »

Dans le théâtre comique, le médecin va reprendre
son droit de cité, et il n'en saurait être autrement si
l'on songe à la production immense des *sots* et *basochiens*, si l'on songe à la faveur extraordinaire qui
accueillit farces et soties, si l'on veut bien se rappeler
enfin que le théâtre ne tarda pas à devenir à la fois
un moyen d'enseignement pour le peuple et aussi la
seule manière de faire accepter les récriminations plus
ou moins virulentes qui aurait conduit leur auteur
à la potence si elles n'avaient été voilées et excusées
par la liberté absolue du genre.

Dès le XIIIᵉ siècle, l'on jouait des farces : on en
joua davantage aux XVᵉ et XVIᵉ. La production fut
immense, mais il ne nous reste environ que 150 pièces
en deux principaux manuscrit (1). Ces pièces, assez
monotones, roulent toutes sur des sujets peu variés :
la peau, la bourse et la femme, nous dit M. Lanson.

Querelles de ménage, querelles de Sots, disputes
de Sottes, maris trompés, femmes libertines, filous,
larrons, voleurs, tel est le résumé. Mais dans cette
foule de personnages divers, parmi ces drapiers, ces
maris et ces magisters, parmi ces Sots glorieux ou
dissolus, ces Guippelins, ces Coquibus, va parfois fi-
gurer le médecin. Comme celui de tous les personnages, le caractère du médecin est d'ailleurs assez mal
tracé, à peine esquissé : c'est un Monsieur portant un
costume spécial qui ne vient que pour donner un

(1) Ms. du British Museum ;
Ms. La Vallière, actuellement à la B. N.

conseil ou aider Madame à tromper son mari. Souvent
porteur de la fameuse fiole d'urine, il n'omet jamais
de réclamer le prix de sa consultation, et le plus souvent est honoré d'assez bonne grâce. C'est un médecin
beaucoup moins finement indiqué que le mire d'Adam,
une vague silhouette de médecin.

Parfois encore, c'est un apothicaire ou même un
astrologue, comme dans le « *Testament de Pathelin* »
et dans la « *Sotie nouvelle de l'Astrologue* », et l'effet
comique est alors, en général, accentué. Signalons,
enfin, les servantes habiles en l'art du « clistaire » ou
les valets experts qui « seignent la veinne » avec maî-
trise. Tout ce petit monde parle, jacasse, babille, lance
des calembours plus ou moins triviaux, donne des
conseils, reçoit des coups de bâton, boit aime et se
réjouit.

Dans les trois grands genres comiques (1), la farce
la sotie, la moralité, le médecin est à peu près toujours semblable au médecin son voisin. D'une manière
générale, le personnage est plutôt traité avec une
certaine bienveillance, et la critique, quand critique
il y a, est assez anodine et sans animosité. Ceci s'ex-

(1) La représentation se composait habituellement de trois
parties. La première, sorte de parade de foire destinée à grouper
les spectateurs et à les attirer autour de l'estrade, était la Sottie.
Les Sots se distinguaient des autres acteurs par l'uniformité de
leur costume, le costume classique avec bonnet à oreilles d'âne et
à grelots, pourpoint et culotte de couleurs variées et vives, et,
dans la main, le hochet ou la marotte. — La seconde partie, partie principale, était la Moralité, dont le but était, en principe,
l'édification du peuple, mais qui dégénérait bien souvent au point
d'être d'une parfaite « immoralité ». C'était le corps du spectacle,
alors que la dernière partie, la Farce, n'avait pour objet que de
dissiper les idées trop sévères qu'aurait pu laisser la moralité, et
de permettre au spectateur de retourner au logis l'esprit joyeux et
les yeux satisfaits.

Ces trois parties du spectacle, tout au moins les deux pre-
mières, étaient souvent composées par le même auteur, un basochien en général,

plique de soi-même, si l'on veut bien se rappeler que les auteurs étaient des intellectuels, clercs, basochiens, très portés à juger la confrérie d'Esculape avec une certaine mansuétude. Parfois même, l'auteur était médecin, comme celui de la « *Condamnacion de Banquet* », qui peut être prise comme type de la pièce édificatrice et morale. Nous n'allons donc pas retrouver le médecin de Molière, et la satire sera toujours plus douce que celle de notre grand comique.

'Quant aux chirurgiens (1), nous les rencontrerons rarement. Ce sont des personnages, en effet, que leur raison sociale met fort peu en vedette. L'on sait qu'au commencement du XVIe siècle, la chirurgie était extrêmement méprisée tant en Angleterre qu'en France. L'Eglise, dont l'emprise était encore grande, qoique moindre qu'aux siècles précédents, interdisait formellement de répandre le sang. C'est ce qui fit que la chirurgie était indistinctement pratiquée par les barbiers, les maréchaux-ferrants, les châtreurs de cochons.

Pendant les deux siècles qui suivirent, les barbiers et les chirurgiens continuèrent à ne former qu'un corps, et, au début même du XVIIIe siècle, un médecin allemand, Frédéric Hoffman, recommande aux médecins, dans son « *Médicus Politicus* », de ne pas trop familiariser avec les chirurgiens. « *Médicus nimiam familiaritatem cum chirurgo....* » et Stahl, son collègue : « *officium Medici requirit ut ne chirurgis, multo vero minus tonsoribus, internus mercurialium usus pro excitanda salivatione unquam permittatur* ». Nous relevons également, dans un ouvrage traduit de l'anglais, de M. Black, 1798, les lignes suivantes que l'on pourra savourer :

(1) « *Apponunt medici fomenta, secantque chirurgi vulnus ut inde trahant ferrum* ».

« ...et même aujourd'hui, en Hollande et dans quelques parties de l'Allemagne, les barbiers sont dans l'usage de manier alternativement le rasoir et la lancette. Le corps des chirurgiens de Londres, séparé maintenant de cette association déshonorante qui les assimiliait aux barbiers, est autorisé à examiner les jeunes chirurgiens et à leur accorder des certificats qui leur procurent des emplois dans la marine ou dans les armées de terre. L'Angleterre a eu l'honneur de donner, la première, l'exemple sur cet objet comme sur beaucoup d'autres.... dans toute l'Angleterre, la même personne fait communément l'office du médecin, du chirurgien et.... de l'apothicaire.... »

Il n'est donc pas surprenant que nos vieux auteurs aient négligé de s'intéresser à des personages aussi peu importants, et, si nous rencontrons souvent le médecin et le flacon d'urine, nous rencontrerons moins souvent le « *barbier qui seigne la veinne* ». La distinction entre médecin et chirurgien est d'ailleurs nettement marquée dans les « *Souhaits du Monde* » (A. P., t. 1, 1513), petite pièce où l'acteur, se maquillant tantôt en prêtre, tantôt en fol ou en sage, tantôt en sergent, tantôt en amoureux, nous fait part des désirs des personnages qu'ils représente :

LE MÉDECIN

Et moy, qui suis *docteur en médecine.*
Je souhaite, pour mieux faire mon cas
Avoir tousjours l'urinal et l'urine
Entre mes mains pour serrer les ducatz,
Autant scavoir qu'oncques fist Ypocras,
L'air corrompu, infaict, puant, espez,
Plein de venins et de mauvais brouillas
Et renverser malades a grans tas
Pour donner cours a tous mes *Recipes.*

Et le chirurgien :

> Je souhaicte pour mes joyeux esbatz
> Paix entour moi et guerres autres lieux,
> A celle fin que noyses et débatz
> Ayent leurs cours sur jeunes et sur vieux.
> Playes, bosses, sur le fronc ou aux yeux,
> Il ne m'en chault comme vouldra fortune;
> Dagues, poygnars, halebardes, espieulx,
> De mon prouffit sont tousjours curieux.
> Car par iceulx je attrappe la pécune.
> (1513)

Quoique le mobile qui fasse agir nos deux compères soit le même, la pécune, le médecin est seul à nous apprendre qu'il est diplomé, qu'il est « docteur », et il est seul à désirer le savoir d'Hypocras.

Dans la première pièce que nous aît conservée le manuscrit du British Museum (A, T. t. I.), il est question d'un médecin. Le médecin de cette piécette insignifiante n'a qu'un rôle extra-médical. C'est un simple donneur de conseil qui indique à un jeune marié, venu le consulter, la ligne de conduite qu'il devra tenir en ménage, et la façon de se comporter à l'égard de sa femme.

Ceci pourrait nous faire penser que le médecin était parfois aussi conseiller ou avocat, si nous ne croyons plutôt à la grande fantaisie de l'auteur. Quoiqu'il en soit, notre médecin sera honoré :

> — Et sachez, sire douls et sage
> Que très bien vous contenteray.
> Et vécy, je vous bailleray.
> Quatre écus d'or pour votre peine.

Un autre dira :

> — Or, tenez, médicin, voilà
> Un peu d'argent que je vus donne.

Ces deux derniers vers sont tirés d'une « *Farce joyeuse d'un amoureux* », bien résumée dans l'ouvrage du Dr Witkowski, et sur laquelle, par conséquent, nous n'insisterons pas. Disons seulement qu'il y est question d'une bouteille d'urine confondue avec une bouteille de vin blanc, et qu'après un concours de circonstances que l'on trouvera exposé dans l'op. cit., le médecin, examinant l'urine d'un *mari*, décrète qu'il s'agit d'une *femme* qui « *a fait cela cent fois sans son mari, son urine ainsi le descœuvre* ». Rétablissons encore ces quelques lignes, écourtées par le docteur Witkowski :

Le médecin

Quoy, médecine est-elle morte?
Elle ne me faict plus rien gaigner.
L'homme (le mari)
Or, visitez l'eaue.

Le médecin

Versez ci que je la voye.
Ce « *visitez l'eau* » n'est-il pas charmant? (1)

Jeu du prince des sots & de mère Sotte
Pierre Gringore, 25 Fév. 1512.

A côté des deux précédentes silhouettes de médecin, nous allons trouver mention d'un autre médecin dans la Sotie que Gringore composa sur l'ordre du roi contre la politique du pape Jules II. Dans cette satire, dans cette attaque à fond de train contre le pouvoir spirituel, le poète n'a garde d'oublier le mé-

---

(1) Il y a quelques dizaines d'années, l'on rencontrait encore dans les provinces normandes, des médecins qui portaient un diagnostic en « *jugeant à l'eau* ».

decin du pape, et la critique lui est d'autant plus facile, que ce médecin était juif :

>   MÈRE SOTTE, (*figurant le pape Jules II*)
>   Mon médecin *juif* prophétise
>   Que soye perverse et que bon est.
>
> SOTTE FIANCE.
>
>   Et qui est-il?
>
> MÈRE SOTTE.
>
>   Maistre Bonnet.
>
> SOTTE OCCASION
>
>   Ce Maistre Bonnet, dont parle Gringore, était le
>   Nostre Mère, est-il deffendu
>   En droit par juif se gouverner?

juif Bonnet de Lates, originaire de la Provence (Cf. R. G. S., Picot, T. II, p. 156). Comme on le sait, les médecins juifs furent extrêmement nombreux à l'époque qui nous occupe, et même auparavant dans le cours du moyen âge. Nous verrons que Louis IX avait un médecin juif, et nous recontrons maintenant un souverain pontife dans le même cas.

Bonnet, d'ailleurs, avait bénéficié de la confiance d'Alexandre VI, et l'érudit éditeur du recueil des soties (op. cit) nous apprend qu'il avait composé un anneau astrologique, dont il explique les vertus dans un ouvrage dédié au pontife : « *Boneti de Latis Hebrei, médici provenzalis, annuli per eum compositi super Astrologia utilitates* ». Ce traité fut très propulaire et eut une grande quantité de réimpressions.

Les sciences occultes avaient donc même pris possession de l'esprit du roi très chrétien. Gringore, qui ne pouvait l'ignorer, n'en fait pourtant pas la remarque et se contente de signaler la religion du médecin,

Sotie nouvelle de l'astrologue (1498)

Dans une sotie peu connue, quoique intéressante au plus haut point, et intitulée : « *Sotie nouvelle de l'astrologue* » (1), nous allons encore rencontrer un un personnage bâtard, partie devin, partie prophète, partie médecin. L'auteur nous le présente sous l'aspect d'un astrologue, qui, en quelques traits acérés, en quelques mots mordants, va faire un des plus amers réquisitoires, une des plus violentes satires politiques qui ait jamais été écrite. Cette très virulente pièce fut écrite en 1498. L'astrologue, à mots couverts, y dépeint l'état lamentable qui règne alors. En paroles audacieuses, il s'attaque à Mars (le roi), attiré par Vénus (Anne de Bretagne), et ne ménage pas sés sarcasmes à Gémini (Georges et Louis d'Amboise).

C'est alors que « *Chascun* » (personification du peuple) va venir consulter l'astrologue, qui se révélera guérisseur. Un autre personnage, « *Primus* », s'est déjà lamenté de voir « *princes mourir en fleur de jeunesse* », « *prestres bruller* », et « *gens vérollez sans quelque médecine* ». « *Chascun* » va surenchérir ; ces lamentations, malgré le grand intérêt documentaire qu'elles présentent, ne sauraient trouver ici leur place. Mais écoutons notre astrologue parler :

L'ASTROLOGUE

Chascun, tu as tort
Et ne te fault point courroucer.
Je veux de ton estat penser
Et te faire des médecines.

(1) R. G. S. Tome I. — Nous rangeons l'astrologue avec les médecins et non pas avec les charlatans. Les mires les plus sérieux étaient souvent astrologues. (Voir plus haut *Jeu du prince des sols).*

PRIMUS.

Vous cognoissés-vous aulx orines,
Ou au pouce?

L'ASTROLOGUE

Sans point doubter,
C'est une de mes grans doctrines
Pour maladss solliciter.

CHASCUN.

Voyre, je luy vis visiter,
Deus ans a, l'orine du Monde,
Et dist tropt bien qu'il y abonde
De mauvays sang entour le chef. (1)

Puis « chacun » se plaint de ne pouvoir davantage
souffrir ; il est à bout. L'astrologue procède alors à
l'examen. Nous venons de voir que cet examen, comme
toujours, repose essentiellement sur l'aspect de l'u-
rine. Rien jusqu'ici de bien nouveau ni de bien original. Mais l'astrologue reprend :

L'ASTROLOGUE

Baille-moi ton pouce
Un peu.

CHASCUN.

Avez-vous la main doulce
Pour me menier doulcement?
On m'a traisté si rudement
Le temps passé que c'est horreur.

L'ASTROLOGUE

Chascun, je cognois ta douleur,
Tu es vuydé, je le voy bien.

_____

(1) Il s'agit d'une pièce représentée deux ans auparavant et où
figurait la personnification du monde. Quant au « mauvais sang
autour du chef », il s'agit des mauvais conseillers gravitant autour du roi,

CHASCUN.

Si vuydé que je n'ay plus rien.
Je ne scay quels appoticaires
M'ont donné de si grans clistaires
Qu'il ne m'est peu riens demeurer (*sic*).

Nous avons lu, dans l'érudite et agréable édition
de M. Picot : Baille-moi ton *pouce*. N'ayant pas eu
l'œuvre originale sous les yeux, nous admettons cette
version, quoique le mot « poulx » nous eut paru plus
facilement explicable. On sait, en effet, qu'avec l'examen de l'urine, l'examen du pouls dominait de son
importance toute la médecine de l'époque. S'il s'agit
véritablement du « pouce », l'interprétation devient
beaucoup plus difficile. Peut-être l'astrologue emploie-
t-il un procédé de chiromancie ? Peut-être lit-il sur le
pouce le nom de la maladie, comme d'autre mages
prédisent l'avenir par les lignes de la main ? Nous ne
pouvons que rapprocher ce passage de celui du Jeu
Adam, où nous avons vu également un médecin tracer une croix d'urine sur le pouce d'un malade. Dans
cette pièce, il est vrai, la « croix d'urine » jouait un
rôle au moins aussi important que le pouce, alors
qu'ici, au contraire, le pouce est seul en question.
Comme, enfin, nous n'avons rien trouvé de semblable
autre part, il est impossible de conclure à la réalité
ou à l'existence du diagnostic posé par l'examen du
pouce.

Le reste de cette petite pièce ne nous retiendra
pas longtemps : remarquons seulement que, bien longtemps avant notre grand comique, l'on se gaussait
déjà des donneurs de clystères. Nous en retrouverons
d'ailleurs d'autres exemples plus loin.

Pour terminer, l'astrologue prescrit aux maux de

Chascun, primo : deux onces de raison, et, après, une once de foi. Quant à espérance, Chascun en a assez.

Les Soties de Genève (2° Sotie, dite du Monde)
1524

Nous ne pouvons que rapprocher de la *Sotie de l'astrologue* une pièce de même tendance politique, jouée à Genève (R. G. S., t. II). Là, comme dans la pièce que nous venons de voir, il s'agit d'une personnification du peuple, « *Monde* » cette fois-ci, qui, se sentant malade, va demander conseil à un médecin ·

MONDE.
Sus, sus, portez de mon urine
Au médecin.

LE SAVETIER.
Bien à la mine
D'une maladie de teste.

Encore une allusion aux grands et aux puissants du royaume.

Puis le savetier porte l'urine au mire, et le diagnostic va encore se faire avec la rapidité à laquelle nous sommes maintenant habitués : la simple vue de l'urine suffit à prophétiser : O ! temps heureux.

Le médecin décrète donc, sans tarder, que Monde est « *blessé du cerveau* », et demande à voir le malade. Dès l'arrivée de celui-ci :

Bonsoir, Monde.

MONDE.
Monsieur, bonsoir.

LE MÉDECIN.

Comment vous va? Ça, monstrez voir
Vostre main. Vous êtes au-dessus.
Quest ce qui vous fait mal le plus?

MONDE.

La teste. Je suis tout lassé
Tout troublé et tout tracassé
De ces folies qu'on a dict
Que j'en tombe tout plat au lict.

Le médecin a donc demandé à Monde de lui montrer sa main, c'est-à-dire son pouls. Le pouls est « au-dessus », (de la normale), donc Monde a de la fièvre. Après les urines, le pouls, et nous retombons inévitablement dans ces deux procédés de diagnostic. Puis le médecin trace un petit tableau de l'état du règne, qui rappelle tout à fait la satire de la précédente sotie. Finalement, il donne un conseil banal au monde, et l'engage à restreindre ses besoins. Monde n'en fait rien d'ailleurs, et s'abandonne à une troupe de Sots. Là se termine la sotie, qui ne nous a rien appris, mais nous a néanmoins confirmé dans l'opinion que, pour le peuple, la médecine entière consistait dans l'examen du pouls et dans le jugement des urines.

Or, si le basochien qui composa la « *Sotie de l'astrologue* » était un révolté contre la toute-puissance royale, il n'en fut pas de même de Nicolas de la Chesnaye qui, sur l'ordre de Louis XII, composa l'œuvre la plus importante que nous allons rencontrer au cours de cette étude, nous avons nommé « *La nef de santé, avec le gouvernail du corps humain et la CONDAMNACION DES BANCQUETS, à la louange de diepte et sobriété, et le traictié des Passions de l'âme* ».

La Condamnacion de Bancquet. (1507)

Cette moralité (R. J.), que nous allons étudier beaucoup plus profondément que nous n'avons fait pour aucune pièce jusqu'ici, sera vue dans sa presque totalité. Nous la retrouverons encore à propos de la thérapeuthique. Afin de ne la pas tronçonner davantage, nous verrons dans ce chapitre-ci la partie « maladie » également.

Nous nous appesantirons un peu sur cette pièce, beaucoup trop sommairement étudiée par le Dr Witkowski, eu égard à son importance au point de vue qui nous intéresse, eu égard aussi à son auteur, Nicolas de la Chesnaye, qui fut médecin de Louis XII.

Et il ne nous paraît pas sans intérêt, ce petit fait du médecin auteur et moralisateur, placé au premier rang pour écrire une œuvre littéraire ayant trait à la médecine, du médecin qui ne juge pas indigne de lui, de se placer à la portée du peuple qu'il veut édifier par ses leçons, du médecin qui prend la plume dans le seul but apostolique de propager ses convictions et ses croyances, et qui, voulant joindre l'agréable à l'utile, n'oublie pas de voiler son rôle de vulgarisateur sous le plaisant manteau de Thalie.

Or, Nicole de la Chesnaye va lui-même nous faire connaître son but et ses désirs, qui prend la plume et nous dit, en son prologue :

« *Comment l'Acteur ensuyt en la nef de santé la condamnacion des Bancquets, à la louange de diette et sobriété, pour le prouffit du corps humain, faisant prologue sur ceste matière* ».

« Combien que Orace en sa Poeterie ait escript :

3

Sumite materiam vestris qui scribitis aptam viribus. »,
c'est-à-dire : « O vous qui escrivez ou qui vous meslez
de copier les anciennes ouevres, elisez matière qui ne
soit trop haulte ne trop difficile, mais soit seulement
convenable à la puissance et capacité de vostre entendement ». Ce néantmoins, l'acteur ou compositeur de
telles œuvres peut souventes fois estre si fort requis
et sollicité par plus grand que soy, ou par aucuns
esprouvez amys, ou par autres desquels les requestes
luy tiennent lieu de commandement (1) qu'il est contraint (en obeyssant) mettre la main et la plume à matière si élégante ou pérégrine, qu'elle transcède la
summité de son intelligence. Et à telle occasion, moy,
le plus ignorant, indoct et inutile de tous autres qui
se meslent de composer, ay prins la cure, charge
et hardiesse à l'aide de Celuy qui *linguas infantium facit
disertas*, de mettre par ryme, en langue vulgaire et
rédiger par personnages en forme de moralité, ce petit
ouvrage qu'on peut appeler la *Condamnacion de Bancquet*, à l'intention de villipender, détester et autement
extirper le vice de gloutonnerie, crapule et magnifier la
racité, et par opposite, louer, exalter et magnifier la
vertu de sobriété, frugalité, abstinence, tempérance
et bonne diète, en ensuyvant ce livre nommé la *Nef de
Santé et Gouvernail du corps humain*. Sur lequel ouvrage est à noter qu'il y a plusieurs noms et personnages des diverses maladies, comme Appoplexie, Epilencie, Ydropisie, Jaunisse, Goutte et les autres, desquels je n'ay pas tousjours gardé le genre et sexe selon
l'intencion ou reigles de grammaire, c'est-à-dire que,
en plusieurs endroits, on parle à iceux ou d'iceux par
sexe aucunesfois masculin et aucunesfois féminin,
sans avoir la considération de leur dénomination ou

(1) Le roi.

habit, car aussi j'entens, eu regard à la propriété de leurs noms, que leur figure soit autant monstrueuse que humaine. Semblablement, tous les personnages qui servent à dame Expérience, comme Sobriété, Diette, Seignée, Pillule et les autres, seront en habits d'hommes et parleront par sexe masculin, pour ce qu'ilz ont l'office de commissaires, sergens et exécuteurs de justice, et s'entremettent de plusieurs choses qui afferent plus convenablement à hommes que à femmes. Et pour ce que telles œuvres que nous appellons jeux ou moralités ne sont pas toujours faciles à jouer ou publiquement représenter au simple peuple, et aussi que plusieurs ayment autant en avoir ou ouyr la lecture comme veoir la représentation, j'ay voulu ordonner cest opuscule en telle façon qu'il soit propre à démonstrer à tous visiblement par personnages, gestes et parolles, sur eschaffault ou aultrement, et pareillement qu'il se puisse lyre particulièrement ou solitairement par manière d'estude, de passe-tems ou bonne doctrine. A ceste cause, je l'ay fulcy de petites gloses, commentacions ou canons, tant pour élucider ladicte matière comme aussi advertir le lecteur, des acteurs, livres et passaiges desquels j'ay extraict les alégation, histoires et auctorités insérées en ceste présente compilation. Suffise tant seulement aux joueurs prendre la ryme tant vulgaire que latine et noter les reigles pour en faire en plein démonstracion quant bon semblera. Et ne soit paine ou moleste au lisant ou estudiant, pour informacion plus patente veoir et perscruter la totallité tant de prose que de ryme, en supportant tousjours et pardonnant à l'imbécilité, simplicité, ou inscience du petit Acteur ».

Et ce prologue de haute modestie constitue un excellent exposé d'une pièce excellente. Le succès cou-

ronna l'œuvre, et l'allégorie fut reproduite en tapisse-
rie de haute lice (1), tissées dans les manufactures de
Flandre et destinées à décorer les hôtels des seigneurs.

La Condamnacion de Banquet serait à reproduire
in-extenso, et nous regrettons de ne le pouvoir faire,
étant donné l'importance de l'ouvrage. Nous serons
néanmoins obligé de citer longuement et fréquemment
notre auteur, au risque de paraître fastidieux. Mais il
nous faut, auparavant, donner une courte analyse de
la pièce.

Dîner, Souper, Banquet, mauvais sujets qui seront châtiés, convient à manger avec eux Bonne compagnie, Friandise, Je-bois-à-vous, ainsi que quelques
amis. Mais le dessein de Banquet est coupable. Bientôt, en effet, les convives sont attaqués par des maladies scélérates, Appoplexie, Gravelle, etc. Les uns
meurent, les autres sont blessés. Ceux qui ont pu
échapper vont se plaindre et demandent justice à dame
Expérience. Celle-ci ordonne à ses domestiques Pi-
lule, Diète et Sobresse, d'arrêter les mauvais garne-
ments. Le procès de ceux-ci est fait par toute la faculté : Galien, Averroys, Yppocras, Avicenne. Banquet
sera pendu. Souper est mis aux fers, et il lui sera défendu d'approcher de Dîner plus près que de six
lieues, c'est-à-dire de six heures, sous peine de la pen-
daison.

Tel est le sujet, tout allégorique. Il nous reste à
étudier la pièce en détail et à y rechercher tous les
renseignements médicaux.

Dès le début, nous allons avoir affaire à un médecin : Le docteur « *prolocuteur* » commence en effet
par une savante citation latine, et continue par quelques couplets moralisateurs où il est question des

(1) On peut voir ces tapisseries à la Bibliothèque Nationale.

méfaits nombreux de « *gulosité, excès et superfluité* », et de la vertu de tempérance qui fait « *priser et reluyre l'homme* ».

Pour démentir ce beau sermon, viennent aussitôt Dîner, Souper, Gourmandise, Friandise, un Fol et autres gens de bonne compagnie... Il s'agit de lampées, de pots de vin, de chapons et de poulets gras, d'ébats, de liesse, d'estomacs de chopines et de pâtés. On se met donc à table (1) et l'on commence à banqueter joyeusement. Puis la danse se met de la partie, et l'allégresse ne connaît plus de borne, jusqu'au moment où Souper et Banquet, qui guettent leurs victimes, vont faire signe aux maladies d'approcher.

« *Notat que les maladies· se viennent icy présenter en figures hydeuses et monstrueuses, embastonnées, et habillées si estrangement que à peine peut-on discerner si se sont femmes ou hommes* ». (*Cette question de sexe paraît avoir bien préoccupé notre auteur*).

Laissons la parole à ces méchants ou à ces mécéantes, et nous allons avoir un petit résumé de pathologie et d'étiologie :

APPOPLEXIE.

Regardez bien ma contenance,
Puis enquerez de mon renom,
Affin qu'en ayez souvenance,
Appoplexie, c'est mon nom.
De tout sens et de motion
Je prive le corps qui est beau.
Mais c'est pour l'oppilaction
Des ventriculles du cerveau.

Nous reconnaissons déjà la main du médecin, et

(1) « *Ce premier repas se fera sur une table ronde ou carrée, et, se la saison est que on ne puisse finer de prunes, il faut prendre prunes seiches ou en faire de cire qui auront forme et couleur de Damas* ».

ce bref tableau de l'appoplexie est nettement tracé.
On y trouve noté la perte de connaissance et la perte
de la motilité. Bien plus, nous voyons un essai d'étiologie, et l'auteur, en nous parlant de l'oppilacion,
c'est-à-dire de l'obstruction des ventricules du cerveau, pensait sans doute à l'inondation ventriculaire
et à l'hémorragie cérébrale, qui se traduit à l'autopsie
par des caillots « obstruant les ventricules ». Nous
retrouvons, d'ailleurs, ce mot d'oppilation dans Rabelais, lorsqu'il donne, comme cause d'infécondité,
un certain nombre de produits dont l'usage entraîne
une « oppilacion » des voies spermatiques.

(Pantagruel, ch. XXXI).

Mais continuons :

PARALISIE.

Aussy, fais-je du bruyt nouveau,
Moy, paralisie, aygrement.
Les nerfz qui sont dessoubz la peau
Je mollifie lourdement.
Le sentir et le mouvement
Je desreigle, quand je les touche.
La se treuvent finalement
Ceulx qui font les excès de bouche.

Puis :

EPILENCIE.

Et moy, qui suis Epilencie
Dois-je pas avoir renommée?
Je suis la seur d'Appoplexie
Qui s'est premièrement nommée;
Par moy est la teste estonnée,
Par moy tous jeux sont en débatz,
Par moy ont la male journée
Gormans qui prennent leurs esbas.

PLEURÉSIE.

Pleurésie revient en place,
Qui est un mal fort redouté.
Je fais mourir en brief espace
Bien souvent le plus haut monté.
Es pennicules du costé
Une apostume metz et couche;
Par ainsi sentent ma durté
Ceulx qui font les excès de bouche.

Peu de choses à remarquer ici : les pennicules, ce sont les poumons. Quant au mot aposthume, il désigne, en général, l'abcès à proprement parler et l'abcès non ouvert. Peut-être ne s'agit-il donc pas de la pleurésie séreuse, mais de la pleurésie purulente, hypothèse d'autant plus plausible que le pronostic est la mort « en bref espace ».

COLICQUE.

Et que direz vous de colicque,
Passion de travail comblée?
C'est la très plus mélancholique
Qui soit en toute l'assemblée.
Dedans collon je suis collée
Qui est l'ung des boyaulx plus bas;
Par moy ont la pance troublée
Gormans qui prennent leurs esbas.

ESQUINANCIE

Sachez que plusieurs maulx je forge,
Moy, esquinancie l'inhumaine,
Car je prens les gens par la gorge
Et souvent a mort je les maine.
Au boire, manger et alayne
Le chemin je forclos et bouche.
Et fais mourir de mort villaine
Ceulx qui font des excès de bouche.

Voici une des meilleures définitions de l'esquinancie que nous ayons rencontré : le mot esquinancie

était un terme générique pour désigner, d'une manière
imprécise, toute cause d'obstruction siégeant au ni-
veau du cou et apportant une gêne quelconque à la
respiration ou à la déglutition, quel que soit l'organe
atteint. Il ne s'agit donc pas uniquement du mal de
gorge banal ou spécifique, mais également de la la-
ryngite et aussi de toutes les tumeurs du médiastin,
soit cancer ou anévrisme, si toutefois ces affections
apportaient une gêne aux fonctions respiratoires ou
digestives. Cette esquinancie était couramment trai-
tée depuis la plus haute antiquité par les révulsifs de
toute sorte sur la région cervicale, en applications
externe dans les laryngites, par les ventouses,
les cataplasmes, la saignée locale (sangsues) ou
générale ; lorsqu'il s'agissait d'une affection de la
gorge, de la pharyngite ou de l'abcès de l'amygdale,
on employait surtout la saignée du frein de la langue
et la sangsue sur l'amygdale.

Les troubles digestifs ont été également, de tout
temps, incriminés comme raison suffisante de l'esquinancie, d'où cette constatation que le malade était
puni par où il avait péché : les purgatifs étaient donc
prescrits, et complétaient la médication par les linie-
ments à l'huile chaude et par les sachets de sel chaud.

Mais, parmi les aliments capables de « *prendre
le malade à la gorge* », un certain nombre étaient plus
spécialement accusés : telles, d'une manière générale,
les boissons aromatiques :

« Voulez-vous encores un traict de hippocras
blanc ? *Ne ayez paour de l'esquinancie*, non. Il n'y a
dedans ne squinanthi (Calamus aromaticus) ne zin-
zembre, ne graine de paradis (graine des jardins ?). »

(Pantagruel, liv. III, ch. XXXIII).

Passons à :

YDROPISIE.

Ydropisie fait terreur
A veoir sa façon destructive.
Et dit-on que je suis erreur
Dedans la vertu unitive;
Par matière dessicative
Les povres patients combas,
Et fais mourir de mort hâtive
Gormans qui prennent leurs esbas.

L'hydropisie, cette monstruosité dans l'uniformité des êtres, désignait indifféremment le symptôme ascite, œdème ou anarsaque. Etait hydropique : le cardiaque, l'albuminurique, l'hépatique, tout malade enfin présentant une augmentation de volume d'une partie du corps quelconque par suite d'un épanchement non purulent. Cette manière d'interpréter le syndrome « ydropisie » se comprend avec la plus grande facilité, si l'on songe à la commodité du principe de généralisation dans les sciences médicales. Nous venons d'ailleurs d'en avoir un exemple à propos de l'esquinancie. Celse avait pourtant déjà distingué différentes sortes d'hydropisies ; toutes ces espèces, néanmoins, il les traitait de la même manière.

Nous retrouvons également dans cette strophe, un essai de pathogénie : il y est question de matière dessicative : l'hydropisie de certains organes devait évidemment faire penser à la dessication des autres, et l'interprétation nous paraît d'une alarmante facilité. Mais il nous faut montrer un peu d'indulgence pour Nicole, et nous rappeler que, bien plus près de nous (XVIIIe siècle), on invoquait, comme cause des « *affections vaporeuses* », les *esprits prolifiques* (?), les

levains fermentants, acides, sulfureux, et le.... rac-
cornissement des nerfs par la sécheresse....

La matière dessicative a donc eu, jusque bien près
de nous, une considérable importance. Laissons-la et
passons à :

JAUNISSE

Et moy, on m'appelle jaunisse,
Ictericia en latin ;
Combien qu'on me répute nice
Si fais-je merveilleux hutin (ravage)
Peau blanche comme parchemin
Rends descoulourée et farouche ;
Ainsi passent par mon chemin
Ceulx qui font des excès de bouche.

Citons, sans commentaires, les deux dernières
strophes :

GRAVELLE.

Est-il de moy quelque nouvelle
Qui suis ung morbe official? (maladie, mal
[par essence).
Médecins m'appellent gravelle
Torment assez espécial.
Par faulte d'emplir l'urinal,
Mes suppos renverse et abas
Et metz en détriment final
Gormans qui prennent leurs esbas.

GOUTTE.

Que direz-vous de moy, la Goutte
Qu'on dit Ciragie ou Artétique?
En mon cas homme ne voit goute
Tant soit médecin auctentique.
Je suis podagre sciatique
Pire que n'est la poingnant mousche
Dieu sçait comment je poins et picque
Ceulx qui font les excès de bouche.

Tels sont les petits discours que tiennent les méchantes ; la lecture de ces couplets pourrait encore, de nos jours, profiter à certains intempérants, et nous n'ajouterons qu'une courte remarque. L'auteur a su choisir avec discernement les maladies qu'il nous présente, comme provoquées par la « guloserie » ,et à part Pleurésie et Epilencie, que l'on est quelque peu étonné de trouver ici, le choix des autres maladies est parfaitement judicieux. Remarquons plus particulièrement ydropisie, que nous avons déjà rencontré dans le Jeu de la Feuillée (v. Page 15).

Et bientôt nos maladies se trouvent aux prises avec les joyeux banqueteurs, et l'une d'elles propose de les envoyer tous en « lieu chault », c'est-à-dire dans les « limbes », sortes d'étuves fréquemment employées pour provoquer la sudation, méthode thérapeutique en vogue. Et toutes, en un accès de rage, vont abattre les tréteaux et la vaisselle des dîneurs, massacrer ceux-ci qui seront tués, « deplayés » (couverts de plaies) ou saignants. — « Et pourra durer ce conflit le long de une patenostre ou deux ».

Puis, nouveau banquet, réjouissances nouvelles, sur lesquelles nous n'avons rien à dire. Enfin, nouvelle attaque des maladies : chacune restera dans son rôle : jaunisse fera changer la couleur des joyeux compères, épilencie les prendra par la tête, esquinancie à la gorge, appoplexie les touchera au cerveau et les fera choir « en lieu public », c'est-à-dire à l'improviste et à n'importe quel endroit. Hydropisie frappera à l'estomac. Ceci, pour la 3e fois, nous montre l'importance attachée aux troubles digestifs comme agent causal de l'hydropisie. Enfin, colique se cachera dans le colon, et paralysie desséchera les nerfs.

C'est à ce moment que se place un long discours du docteur prolocuteur. Ce discours comprend, à lui

seul, 34 strophes de 8 vers. C'est la partie la plus sévère et la plus didactique de l'ouvrage, partie empreinte d'un ton pontifiant et magistral qui éveille une
douce gaîté.

Le docteur y prêche toujours la sobriété et cela,
en s'appuyant sur les plus nombreuses et les plus diverses autorités : il cite St-Paul, l'Ecclésiaste, le prophète « *authentique* » Isaye, Salomon, Beroaldus, Va-
lérius, Jerhosme, Térence, l'exemple de Loth déflorant
ses filles, d'Alexandre ivre tuant Clitus, de Noë, qui,
ivre et nu, suscite l'hilarité de « *son enfant* » par sa
« *fragile condicion* », d'Oloferne. Il nous parle du St-
Canon, de Juvenal et de bien d'autres, et remarque à
nouveau que le gros mangeur est une proie facile
pour toutes les maladies, et qu'il devient souvent
« *gravelleux, catherreux, goutteux, fade* (afffaibli), *dé-
bilité, podagre, poussif, fébricitant.... et même paresseux et.... boiteux* (sic) ». Puis les citations repren-
nent de plus belle, nous traversons Carthage, l'Asie...,
le tout émaillé de références latines nombreuses qui
montrent bien l'érudition de notre prolocuteur. Mais :

> « Il a beau chanter la leçon,
> Nous humerons cette boisson.... »

En nouvelle beuverie suivie d'un massacre nouveau où Goutte fait merveille, armée de sa potence
(béquille). Les survivants vont enfin de plaindre à
Dame Expérience.

Dame Expérience écoute de bonne grâce les plai-
deurs, et ordonne à ses gens d'aller s'emparer de
Banquet et de Souper. On amène ceux-ci, et Dame Expérience s'en remet pour le jugement aux médecins
illustres que nous allons entendre tout à l'heure :
Hippocrate, Averroès, Galien, Avicenne.

Hippocrate, le premier, en tant que patriarche, prend la parole. Il nous dit connaître les secrets de nature, et nous vante ses aphorismes. Il se donne enfin comme inventeur de la fameuse boisson « la confiture du boire », boisson aromatique dont parle souvent Rabelais.

La première recette de l'hypocras, cette boisson inventée par les cuisiniers médiévaux, et qui unissait la force du vin à la douceur du miel, nous a été donnée par le fameux Taillevent, cuisinier de Charles VII. « Pour une pinte, trois tréseaux (1) de cynamone fine et parée, ung tréseau de mesche (2) ou deux qui veult ; demy tréseau de grofle, et de sucre fin six onces (3), et mettez en poudre ; et la fault toute mettre en ung coulouer, avec le vin, et le pot dessoulz, et le passez tant qu'il soit coulé, et tant plus est passé et mieulx vault, mais qu'il ne soit éventé ». L'hypocras se prenait le matin à jeun, accompagné d'oublies, ou aussi au début ou à la fin des festins.

Larousse nous en donne une recette plus moderne: « Triturer dans un mortier 8 gr. de cannelle, 4 gr. de girofle, 15 gr. de vanille, 60 gr. de sucre blanc. Ajouter peu à peu 3 litres de vin blanc léger. Infuser 15 jours et passer à la chausse de flanelle ».

Cette boisson merveilleuse est donc facile à réaliser.

Puis Galien nous fait part de son œuvre avec une modestie qui ne s'accorde guère avec le personnage réel. Il se donne simplement comme le commentateur des Aphorismes d'Hippocrate, et comme auteur d'un « régime de santé, c'est le : *De sanitate tuenda libri VI per omnes ætates* ». Galien était certes beaucoup

(1) Unité de poids pour la soie = 3 gr. 8.
(2) Mesche, mèse (?) ou mesa (?) partie moyenne du chavre (??)
(3(Le 1/16° de la livre = 30 gr. 59.

plus satisfait de son œuvre que ne semble le croire Nicole de la Chesnaye, témoin ces quelques lignes :

« J'ai fait en médecine ce que Trajan a opéré dans l'empire Romain. Personne n'a donné avant moi la vraie méthode de traiter les maladies.... Les écrits d'Hippocrate manquent d'ordre... il a ouvert le chemin, mais il fallait qu'un autre le rendît aisé... »

Puis c'est le tour d'Avicenne, qui n'a garde non plus d'oublier de se présenter : il est auteur de « *Quatuor fen, livre notable* ». Il nous fait part de sa noblesse, et s'excuse presque, dans ces conditions, d'avoir été médecin.

Averroès enfin, nous accorde qu'Hippocrate est louable, Avicenne honorable et Galien scientifique.

> Mais mon engin philosophique
> *Aquilibus non indiget...*
> Car j'ay composé en phisique
> Ce livre qu'on dit: « *Colliget* ».

Les différents traités d'Averroès furent traduits de l'arabe en latin et imprimés à Venise avant 1500. Le « Colliget », éd. à Venise, 1482, in-fol., est intitulé : « *Liber de médicina qui dicitur Colliget* ». On sait, au reste, que les médecins arabes furent nombreux et recherchés.

Après que les médecins se sont ainsi présentés, le procès des condamnés futurs va commencer. Et Banquet est bientôt amené à l'aveu. C'est moi, dit-il, qui....

> Premièrement fais aborder
> Appoplexie.
> Après celà vient sans tarder
> Epilencie.
> Soubz la langue fais broearder

L'esquinancie.
Et, pour les costez mieulx larder
Vient pleurésie.
Là se treuve sans mander
Ydropisie,
Et puis frappe sans commander
Paralysie.

Par guerre mortelle
Goutte s'y applique.
Jaunisse, gravelle,
Viennent en publicque.
Mais, avec colicque.
Je boute en un carre (char
Ce bon catholicque
Qu'on nomme Catharre...
...Catharre est le vrai fondement
D'égritudes inumérables...

Hippocrate approuve, et accuse également Catarrhe de bien des méfaits. Nos deux mauvais diables, Banquet et Souper, vont donc être menés en prison, non sans avoir protesté contre le jugement de Dame Expérience, qui est femme et par conséquent outrepasse ses droits en faisant la justice.

C'est à ce moment que nos bons docteurs vont débiter chacun leur petite tirade finale, dans le même ordre où ils s'étaient présentés. Ces savants personnages se répètent un peu, et chacun commente une phrase de son ouvrage, phrase que l'auteur a soin de nous indiquer en note et qui ne fait que répéter ce qui a été dit dans tout le cours de l'ouvrage au sujet de la « sobresse ». Seul, le discours d'Averroès mérite mention :

A Salerne, lointaine terre,
Les médicins d'auctorité

Firent, pour ung roi d'Angleterre
Ung régime de santé ;
Enseignemens y a planté ;
Il ne les fault que visiter,
Combien que j'aye voulenté
D'aucuns passaiges réciter :
« *Omnibus assuetam jubeo servare dyetam,*
« *Ex magna cena, stomacho fit maxima pena,*
« *Ut sit nocte levis, sit tibi cena brevis* ».

Le régime de santé dont il est question ici, est
le fameux poème qui porta les noms suivants : *Flos
médicinæ, Regimen sanitatis, Schola salernitana, Médicina salernitana, Régimen sanitatis ad regem. Ara-
gonum a magistro Arnaldo de Villanova directum et
ordinatum* (ed. du XVe siècle).

Voici dans quelles circonstances, vers l'an 1100,
fut composé ce poème didactique dont est perdue la
majeure partie.

Robert, fils aîné de Guillaume le Bâtard, avait
suivi Godefroy de Bouillon en Terre-Sainte, où il avait
participé à la prise de Jérusalem. Blessé au bras droit
à ce siège mémorable, il avait conservé une fistule. Il
alla donc consulter les médecins Salernitains. Ceux-
ci lui firent savoir que la guérison ne saurait être obtenue que par la succion répétée de la plaie. L'épouse
de Robert se dévoua, et, à l'insu de son mari, suça
chaque nuit la plaie fistuleuse. Robert obtint guérison,
et commanda alors à l'école de Salerne le célèbre ouvrage. C'est à ce fait que fait allusion Averroès, et les
aphorismes latins qu'il cite sont, nous dit l'auteur,
empruntés au Regimen sanitatis.

Puis, nos bons professeurs vont disserter et pon-
tifier pendant de longues minutes. Ils se rabâchent,
ils répètent, ils pérorent à perte de vue et, sans chercher « *rerum cognoscere causas* », ils se tiennent dans

une monotone et toute gratuite affirmative : ne soyez
pas gloutons, de là viennent toutes les maladies...,
etc., etc... Pour confirmer leurs dires, ils placent un
grand nombre d'exemples, et l'auteur fait un nouvel
étalage de son esprit encyclopédique. Une seule de
ces histoires nombreuses mérite d'être signalée c'est
celle du roi « notable Amyntas ». Recevant des am-
bassadeurs, il les fit boire et lorsque ceux-ci, sous
l'influence de la vigne, demandèrent des femmes, il
fit envoyer des gallans travestis et armés ; aussi :

> Mais quant vint à joindre les corps
> En cuydant taster leurs mammelles,
> Ils furent tous tuez et mors...

Fort désagréable surprise, sans doute, pour les
tasteurs de mammelles.

Les autres exemples que nous cite la docte corpo-
ration sont empruntés à Sénèque, à Aulu-Gèle, à l'E-
criture, et aussi à Bernard de Gordon, médecin de la
faculté de Montpellier et auteur, entres autres ouvrages
latins, du fameux « Lilium mediciæ, Naples, 1840 ».
Gordon serait mort en 1305 pour les uns, vers 1320
pour les autres. A ce propos, faisons remarquer qu'il
est assez jovial de voir le nom de B. de Gordon cité
par.... Averroès. (Né à Cordoue, 1120, mort en 1198).
Nos bons pères n'en étaient pas à un anachronisme
près.

Nous avons hâte d'en finir ; la cour suprême décide, après encore de nombreuses digressions : Banquet est « pendable ». Quant à Souper, il lui sera
interdit de s'approcher de Disner de plus de 6 lieues,
id. est de 6 heures. En outre, il aura les bras chargés
de plomb. L'arrêt est lu aux condamnés, et Banquet,

avant de mourir, demande confession. Cette confession
est un long palabre où les méfaits les plus divers
sont endossés par ce pauvre et repentant Banquet.
Nous la retrouverons un peu plus loin, à propos de la
thérapeutique, et nous verrons (p. 101) comment Banquet nous fait une énumération imposante de la phar-
macopée de l'époque.

Son châtiment mérité clôt dignement la moralité,
faisant surgir sans doute dans l'âme impressionnable
de nos bon ancêtres, mille pensées salutaires et au
moins autant de bonnes résolutions, tout cela à la
gloire de Nicole de la Chesnaye, médecin du roi, à
l'âme d'apôtre, qui ne craignait pas de mettre bas la
toge officielle pour édifier le peuple par ses joyeusetés
de « *petit acteur* ».

II

LE MAUVAIS MIRE

Le Charlatan jusqu'au XIIIe siècle

« L'erberie Rustebuef »

A côté du médecin patenté, dont nous venons de voir défiler quelques spécimens, le charlatan va tenir au théâtre une place certainement plus grande. Il s'agira parfois d'une déformation flagrante du médecin, ridiculisé au point de devenir méconnaissable. Plus souvent il s'agira du charlatan proprement dit, n'ayant aucune référence scientifique, tel ce valet à tout faire qui va se mêler de médiciner, tel cette « *chamberière* », tel « *maistre Grimache.* » Par ces pièces nombreuses (la satire fut fréquente et virulente au Moyen Age), est-ce bien le médecin qui est touché, même indirectement ? Nous pensons plutôt que le bon peuple, lassé d'être grugé par tous les saltimbanques qu'il trouve à chaque pas, passe sa rancœur en écoutant les satires des poètes, en riant lui-même de sa propre naïveté, mais sans animosité aucune contre l'homme de science véritable, tourné parfois en ridicule (1, mais non pas détesté. Il en va tout autrement lorsqu'il s'agit du médicâtre qui dispense la thériaque contre pièces trébuchantes, qui vend tels cailloux miraculeux, tel pierre applicable à tous les cas : celui-là sera vertement tancé par le poète.

La plus ancienne pièce ayant trait au charlatanisme médical, est un petit chef-d'œuvre de bagoût signé

(1) — « Je souhaite qu'un médecin,
    Qui défend de boire du vin,
    De foire puisse être abreuvé ».

R. G. S., T. III 318.

par Rutebeuf. C'est un monologue, une parade, un boniment de tréteau, écrit pour être débité par quelque camelot ou par un trouvère de second ordre. L'éditeur des œuvres de Rutebeuf se refuse à croire que l'auteur ait pu réciter lui-même pareilles insanités. Quoiqu'il en soit de cette assertion, il n'en reste pas moins vrai que le « *DIZ de l'erberie*, ou *l'erberie Rustebuef* », serait encore de nos jours le plus merveilleux boniment de foire, le plus burlesque monologue à débiter par quelqu'un de ces chasseurs de vers intestinaux que l'on rencontre au moment des fêtes de pays, ou le dimanche aux abords de St-Ouen.

C'est ainsi que nous nous figurons la mise en scène du Dit de l'erberie. Un tréteau devait être installé dans quelque rue populeuse, équivalente du Pont-Neuf du 17e siècle. Par des procédés analogues à ceux qu'emploient, de nos jours, les arracheurs de dents ou les clowns du cirque Pinder, la foule était attirée autour de l'estrade. Une fois les badauds en nombre, le diseur commençait son boniment, et en profitait, vraisemblablement, pour vendre quelque camelotte. Et voici ce que nous conte le bonimenteur de Rutebeuf : « Je suis mire, nous dit-il (et c'est, dès le début, un premier mensonge), je suis mire et j'ai franchi les mers, visité le Caire et la Morée, SALERNE, la Pouille et la Calabre ». Et, de ses lointains voyages, il a rapporté des herbes aux grandes vertus.

> « sus quelque mal qu'el soient mises,
> « li maux c'enfuit ».

Il a quéri des pierres à la rivière, des rubis, dyamans, stopaces, tellagons, grenats et galofaces, des

(2) A. Jubinal, Bibli. Elz. — in-16, 1874 — 3 vol.

herbes venant de l'Inde, qui « les r... dressent », et guérissent de la fameuse fièvre quartaine.

> « Ce la vainne vous bat. (1)
> « je vous en garrai sans débat,
> « et de la dent....»

Puis vient une insignifiante recette pour faire un emplâtre. Et, après ces couplets en vers, où l'on a vu étinceler toute la pierrerie et l'erberie de l'univers, notre poète va continuer par une tirade en prose, où il nous indiquera ses références :

« Bele gent, je ne suis pas de ces povres prescheurs, ne de ces povres herbiers qui vont par devant les mostiers, à (avec) ces povres chapes mau couzues, qui portent boîtes et sachez, et si estendent un tapiz. Car teiz vent poivre et coumin, et autres espices.... »

Quel bel horizon nous ouvre ces quelques mots, quel bel aperçu du charlatanisme médiéval qui s'en vau poursuivre jusque dans les moutiers le pauvre crédule. Et ces tapis ressemblent étrangement à ceux de nos modernes Marseille.

Mais tel n'est pas notre homme : lui, est un employé chez une dame de Salerne (car toujours la grande université revient), une certaine dame Trote, et c'est la plus sage dame qui soit. *« Madame nous envoie en diverses terres et pays pour occire les bêtes sauvages, pour traire les oignements, pour donner médecine à ceux qui ont des maladies au corps ».* Voulez-vous savoir comment on guérit des vers ? *« Voleiz oir ? »* Et bien, voici, écoutez la merveille, pénétrez le mystère. Les vers, bonnes gens, viennent de diverses viandes échauffées, et de tous ces vins enfûtés. Et ils se *« conguent ès cor par chaleur et par humeur »* C'est ainsi,

(1) Hémorroïdes (?)

bonnes gens, que viennent les vers. Vous en seriez-vous douté ? puis il montent « *jusqu'au cueur et font morir d'une maladie c'on apèle mort sobitaine. Seignez-vous, Diez vous en quart tous et toutes* ».

Et avec un brio inlassable, avec une faconde extraordinaire, gesticulant et beuglant, notre charlatan promène ses auditeurs à travers les arcanes de la science :

« *Pour la maladie des vers garir, la meilleur erbe qui soit, ce est l'ermoize…. En cette Champagne où je suis neiz, l'appèle hon Marreborc, qui vaut autant comme meire des herbes. De cele herbe, panrroiz trois racines, V fuelles de sauge, X fuelles de plantaing. Batez ces chozes en un mortier de cuyvre, à un peteil de feu, desgeuneiz vos du jus par troiz matins ; gàriz sereiz de la maladie des vers* ».

Notre bonhomme nous apprend donc que la fleur de la Saint-Jean était utilisée comme vermifuge, ainsi que la sauge. Employée vraisemblablement dans la médecine populaire pour le même usage qui la fait apprécier de nos commères d'aujourd'hui, l'armoise présentait en outre deux autres remarquables propriétés : elle préservait aussi de *l'avertin*, c'est-à-dire des convulsions, de la démence, et guérissait de la goûte. La sauge était considérée comme un astringent ; peut-être en l'employant contre les vers pensait-on provoquer des contractions intestinales libératrices. Quant au plantin, employé de tout temps en médecine, Celse le préconisait au début de l'ère chrétienne contre la phtisie pulmonaire, et il fut considéré plus tard dans l'Amérique Septentrionale, comme le spécifique par excellence de la morsure du serpent à sonnette, pris à la dose d'une cuiller de suc, ou en applications externes. On l'appela aussi herbe de St-Marcoul (1), et

(1) Saint guérisseur de la scrofule.

les racines en furent employées, pendues au cou, pour guérir les écrouelles.

On voit que notre charlatan ne prescrivait pas des remèdes absolument imaginaires, et ses conseils valaient bien, ma foi, ceux de Monsieur Pomme, docteur en médecine de l'Université de Montpellier, médecin consultant du roi Louis XVI, qui luttait par le bouillon de vipère contre *l'irrégularité du cours des esprits animaux.*

Enfin, poussant loin la mansuétude, notre camelot nous dit accepter en paiement n'importe quel prix, en monnaie de tous les pays, et au besoin de l'avoine pour le roncin.

« *Qui en vodra, si en preingne, qui ne vodra, si les laist* ».

Nous regrettons de n'avoir pu citer en entier le poème de Rutebeuf ; d'une remarquable tenue littéraire, il constitue au point de vue philosophique, tout un enseignement ; c'est en outre une intéressante peinture des mœurs pseudo-médicales de l'époque, et l'on voit vivre et s'agiter, sous la plume du poète, ce fantoche exploiteur de la crédulité humaine, diseur, parleur, farceur, bouffon, homme de science aussi et prophète, qui réalise le type le plus impeccable et parfait du charlatan qui, dès le XIIe siècle, jetait un discrédit fâcheux sur le corps médical.

Charlatan encore et escroc, ce personnage du « *Jeu du Garçon et de l'Aveugle* » (XIIIe siècle) qui, s'étant loué à un aveugle, va le rouer de coups et le gruger ; après avoir battu son maître, il lui conseille de s'oindre le corps de la fiente d'un « *gras poulain ; si vous trouverez demain sain* ». Et il ajoute :

« ...jadis, sire, grant avoir
« gaaignai a, sans plus, garir

« un enfant ki devait morir;
« Je li fis une puisson crasse,
« devant aus mis, ains de plus crasse
« ne peut avoir, s'ai tout laissié... »

Charlatans aussi, ces moines porteurs de reliques,
dont un type admirable a été fourni par Adam' le Boçu,
dans le Jeu de la Feuillée. C'est la seconde fois que
nous rencontrons cette pièce, qui tient dans notre
étude une place importante ; nous la retrouverons encore à propos du malade à la scène, et verrons combien notre poète fut observateur sagace. Le moine
d'Adam est un disciple de Saint-Acaire, ce Saint qui
avait le pouvoir de guérir la folie. Nous retrouvons,
fréquemment son nom dans la littérature médiévale ;
il en est question dans *Renard le Nouvel*, et E. Des-
champs le mentionne. C'est le patron des fous, et son
monastère est à Haspre (1). Voici d'ailleurs en quels
termes le moine nous présente le Saint, ou plutôt son
image :

Signour, me sires sains Acaires
Vous est chi venus visiter
Si l'aprochiés tout pour ourer (prier)
Et si meche cascuns s'offrande,
K'il n'a saint desi en Irlande
Ki si beles miracles fache;
Car l'anemi de l'Ome encache (fait sortir)
Par le saint miracle devin
Et si warist de l'esvertin (guérit la folie).
Souvent voi des plus ediotes
A Haspre no moustier venir
Ki sont haitié (bien portants) au départir;
Car li saint est de grand mérite;
Et d'une abenghete petite (monnaie)
Vous poés bien faire dou saint.

Voilà un boniment qui, sans être aussi débridé

(1) Arrond. de Valenciennes,

que celui de « *l'erberie* », n'est pourtant pas une
mince réclame pour St-Acaire. Aussi, la foule va-t-elle
accourir de tous côtés, et ceux qui sont trop malades
pour venir toucher les reliques, se font remplacer par
un messager qui offre fromage gras ou pièces trébuchantes. Mais, où le charlatan montre le bout de l'o-
reille, c'est dans ces 2 vers :

LI MOINES:

Walet, baise le saintuaire
errant, pour le presse qui sourd.

Ce qui signifie littéralement :

Walet, baise le reliquaire
De suite, a cause de la foule qui vient.

Le moine ne cache donc plus son jeu ; il faut
donner l'exemple à la foule, et ce que pense Walet
importe peu. Plus irrespectueusement traité encore
par notre satiriste sera le moine, lorsque, avant de qui
puis bu, il s'agira de payer son écot ; sans aucune
pudeur, notre moine, que l'on menace de défroquer
s'il ne s'exécute, offre de laisser en gage ses reliques
et sa petite statue de St-Acaire. Mais, pour n'abandonner pas tout à fait la poule aux œufs d'or, il pas-
sera racheter le saint le lendemain.

Le charlatan du XIVe au XVIe siècle

Ce moine d'Adam le Bossu, n'est pas unique en
son genre. Aux siècles de crédulité où nous sommes,
les moines, détenteurs du pouvoir spirituel par la
possession des reliques, et du pouvoir temporel par
la foi que l'on avait en leur science universelle, les
moines, disons-nous, exerçaient une influence et

avaient une autorité considérable sur l'esprit de leurs concitoyens. Or, dans le troupeau sacré, se glissait parfois une brebis galeuse, comme le moine que nous venons de voir ou comme le pardonneur que nous allons rencontrer.

La « *Farce nouvelle d'un Pardonneur, d'un triacleur....* » (A. T., tome II), nous montre aux prises deux charlatans, chacun pronant sa panacée, chacun médisant de l'autre et, n'ayant pu se détrôner l'un l'autre, s'unissant finalement pour gruger le prochain. Au début de la pièce, le pardonneur présente ses reliques au public. Porteur de dons de santé, il montre à l'assitance les « *ouyes* » de Saint-Couillebault, confesseur, et de Sainte-Velue, sa sœur. Au pays d'Afrique Saint-Couillebault facilita l'accouchement prématuré d'une juive qui n'était pas à terme. Quant à Sainte-Velue, sa puissance n'est pas moins intéressante : elle rend la virginité aux filles les plus frivoles.

Puis le pardonneur, en un monologue qui rappelle celui de « l'Erberie », invite les paroissiens à lui apporter jambons, lardons et côtelettes. Ici encore, on paie en nature. Les robes, les chapeaux, les cornettes, sont admis.

Sur ces entrefaites, arrive un triacleur, et les deux bonshommes vont bientôt se trouver aux prises. Ils s'injurient à coups de talismans et de reliques. L'un, le pardonneur, possède la tête de St-Pion, le groin du compagnon de St-Antoine, la crête du coq qui chanta chez Pilate... L'autre, les poisons divers, réagal ou arsenicque, la tête du Chien Cerbère, la barbe de Proserpine. Le premier, une plume de l'aile d'un séraphin « *d'emprès Dieu* ». Le second, le pied, la tête et la cuisse d'Hannibal, et encore un petit caillou du paradis !

Lassés de la lutte, les compères vont faire alliance et se réconcilier chez une tavernière ; là encore, ils seront en pays de connaissance, car le mari de celle-ci est arracheur de dents.

Comme conclusion, voici :

Le pardonneur confie à la tavernière un coffre, en lui recommandant de n'y pas toucher, car il contient le bonnet des Innocents. La curiosité est trop forte pour la fille d'Eve ; elle ouvre le coffre, et trouve...., des brayes :

« Vierge Marie, qu'ils sont breneuses... »

Le poète conclut donc en mettant en garde le public contre la mauvaise foi des charlatans, et en l'invitant à réprimer sa crédulité trop naïve.

Les moines que nous venons de voir sont certes de fieffés gredins, et pourraient rendre des points à *Maistre Aliborum, qui de tout se mesle* :

« Pour médecin, pour cognoistre une urine,
« il n'est que moi ; si bien en détermine,
« je la congnois dedans une penthouffle ».

Charlatan aussi ce *Maistre Grimache,* auteur de la *médecine qui garit de tous maux et de plusieurs autres....* (1495).

« Je suis mire, maistre passé
« docteur en l'art de médecine
« qui ai ce livre compassé
« par ma science et discipline ».

Charlatans enfin, ce varlet à tout faire, cette chamberière à louer, formant à tous deux un complet répertoire des « mille recettes utiles ».

Et le varlet nous dit, en un monologue que l'on peut rapprocher de celui du héros de Rutebeuf :

Sans barbier, je saigne la veinne
Et guaris les chats de la toux,

Je sais prendre les loups garoux
Médiciner chevaux et mulles,
Et n'est de médecine nulle
Dont je n'aye l'expériment.
Je guaris femmes de la danse
Avec herbe qui croit aux bois.
Avec un peu de laine noire
Je guaris les gens de la foyre
Aussi de maintes autres douleurs.
J'oste aussi les pales couleurs,
Je dégraisse, j'oste la crasse
Avec un peu d'eau de merluz.
De tous maux, fusse mangerie,
Vérolle, chancre et bavarie,
Mal de reins, sans aucun souci
J'en sais guarir, il est ainsi.
Je fais clystères barbarins
Je guaris la mauvaise tigne.
On ne m'en sçaurait rien apprendre
Ny, moins que ce soit, me reprendre
Tant suis assuré de mon art....

Et la chambrière jacasse :

Comme je sais unguens dissoudre
Et faire fards, pommades, poudres
Pour tenir visage et teinct frais,
Encore fais-je à peu de frais
Toute sorte de médecine.
Je sais relever la poitrine
Chasser chancre et guarir les dents,
Et plusieurs autres accidents
Ce que beaucoup ne sçavent faire.
Je sais bien bailler un clystère
Et l'accomoder comme il faut...
Préparer bains dedans les cuves,
Fort bonne barbière d'étuve (1)
Pour raser et tondre le cas...

(1) Cette occupation un peu spéciale paraît avoir été fort
répandue.

« J'en ai pitié, car plus comtes ne ducz
Ne peignerez, mais comme gens perduz
Vous en irez besogner chaudement
En quelque étuve, et là gaillardement
Tondre maujoinct ou raser Priapus. »

Ces quatre dernières pièces monologuées ont été imprimées entre 1495 et 1540 (A. P.). Ce sont des morceaux populaires faisant partie de l'immense série des satires, et probablement destinés à être récités en public. Elles nous intéressent en ce sens surtout, qu'elles nous font entrevoir l'exercice de la médecine comme pratiqué par les personnages les plus divers. Sans doute, notre valet et notre chambrière ne vantent leur compétence en l'art d'Esculape, que pour engager le bourgeois à les louer ; il n'en est pas de même de maître Aliborum et de maître Grimache, tous les deux professionnels de l'escroquerie. Et l'on sent transparaître, sous la bonhomie de la satire, une sourde irritation contre le flot toujours croissant des rebouteux. Perdu, en effet, dans la marée montante des médicâtres, le mire du XVe et du XVIe siècle, non plus heureux que son confrère du temps de la gloire de Salerne, se trouvait fatalement, en effet, confondu avec toute la plèbe vorace des bateleurs et des renoueurs. Il en devait résulter des malentendus préjudicables à la savante confrérie.

Ces pièces satiriques, dont nous pourrions multiplier sans grand intérêt les citations, nous montrent nettement l'exercice de la médecine tombé entre les mains les plus profanes, et les divers édits et ordonnances tendant à réprimer l'exercice illégal, malgré la sévérité des condamnations, demeuraient lettres mortes, y compris le statut de la faculté qui, sous le décannat de Jean de Chérolles (1281), défend aux herbiers de donner aucun remède hors la présence d'un médecin.

LE MALADE A LA SCÈNE

Nous venons de voir, dans le chapitre précédent, un certain nombre de types de médecins et de charlatans. Parfois, chemin faisant, nous avons rencontré un malade ou un infirme. Il nous reste maintenant à étudier les pièces dans lesquelles le malade tient la place la plus grande, formant parfois le matière de la pièce, d'autres fois venant comme personnage de second plan. Il nous a été, ici comme ailleurs, impossible de trouver une ordonnance parfaite.

Nous rencontrons des maladies très variées, la lèpre, la goutte, l'impuissance, des fous aussi et des malades imaginaires, des simulateurs, des descriptions de phtyriase et de coma, des infirmes, des gens atteints du banal mal de mer. Force nous a été pourtant d'adopter un ordre quelconque ; nous verrons donc successivement les maladies des différents appareils ou systèmes, en commençant par le système nerveux, et nous terminerons par un chapitre spécial où nous avons réuni diverses maladies ou symptômes, tels que le mal de mer, le « mal *d'amour* », et enfin les opérations chirurgicales à la scène.

I. — Les Maladies nerveuses

1° — LES FOUS

Ici encore, comme pour le médecin, c'est à Adam le Bocu, d'Arras, que nous devons le premier type de malade à la scène, et ce malade est un fou. Non pas certes le fou que l'on rencontrera plus tard dans les Soties, et qui n'est fou que pour faire excuser, par la censure, la liberté de ses paroles, mais un fou véritable et qui vient chercher guérison. Ce fou, d'ailleurs, va s'adresser non pas au physicien, mais au moine disciple de Saint-Acaire.

Nous ne retiendrons ici que les passages se rapportant directement à la maladie de notre « dervé », qui fait preuve d'ailleurs du délire le plus complet. Nous avons vu, en effet, à propos du charlatan, les procédés que le moine emploie pour se faire remettre des oboles et nous n'avons pas à y revenir.

Nôtre fou se trouve donc en présence du moine et du Saint guérisseur, et les symptômes de son affection ne tardent pas à se manifester :

LI DERVÉS.

Que c'est? me volés vous tuer?
Laissiés m'aler, car je sui rois.

Voici un premier symptôme qui ressortit nettement au délire des grandeurs ; les suivants seront d'un autre ordre :

LI DERVÉS.

...Je sui uns crapaus.
Et si ne mengue fors raines (ne menge que gre-
[nouilles.
Escoutés, je fach les araines; (trompette)
Est-che bien fait? Ferai-je plus?

Après avoir imité la trompette, notre fou va revenir à ses idées de grandeur. Comme on le menace de
la colère du « prince du puy », il répond :

> Bien kiiét (ch...) de lui.
> Je sui mius prinches k'il ne soit.
> ....
> Escoutés ke no vake muit.

Puis le fou porte les mains sur les habits de « *li
pères* », qui proteste, et continue ses divagations. Il
est pris d'une crise de folie furieuse, et fait mine de
tuer quelqu'un : il a cru entendre une menace. Enfin,
nous assistons à la description de la maladie de notre
dervé ; le père nous apprend qu'il est malade depuis
deux ans :

LI PÈRES.

> Toudis rede il, (rêve), ou cante, ou brait,
> Et si ne set onques k'il fait,
> Encore set il mains k'il dit.
> Eswardés k'il hoche le kief.
> Ses cors n'est onques a repos.
> Il m'a bien brisiet deux chens pos,
> Car je suis potiers à no vile.

Un peu plus loin (vers 1042), notre fou, auquel on
offre une prune, va répondre :

> Vous i mentés, ch'est une plume.

Le père nous apprend, enfin, qu'il l'a trouvé tout
emplumé et caché sous sa couverture :

LI PÈRES.

> Ier le trouvai tout emplumé,
> Et muchiet par dedens se keute.

Enfin, la pièce se termine sur une dernière extravagance du fou :

LI DERVÉS.

Ke ch'est? Me volés mener pendre,
Fius a putain, lères (filou) prouvés?
. . . .
Par le mort Dieu, on me compisse (on pisse sur
[moi)
Par la desseure, che me saule.

Et, dernier trait de délire :

Alons, je sui li espousés,

Voyons maintenant s'il est possible, avec les élé-
ments que nous avons en main, de mettre une éti-
quette sur la maladie dont souffre notre fou. Il suffit
de lire un peu attentivement les citations que nous
avons donné, pour répondre par l'affirmative. Il s'a-
git certainement d'un cas de méningo-encéphalite
chronique diffuse, et nous allons trouver, en effet, à
peu près tous les signes de cette affection, mentionnés évidemment sans ordre, mais avec une exactitude
qui dénote un esprit remarquablement observateur.

Nous avons appris que notre fou est malade depuis deux ans ; il est donc en pleine période d'état,
et ce sont les signes de cette période que nous devons
retrouver. Voyons quels ils sont :

Signes psychiques. — Notre fou présente du *délire ambi-
tieux*: il se dit roi, et plus puissant que
les princes. Il présente également du
délire de persécution: à deux reprises,
il se croit menacé de la mort. Il accuse,
dans un passage que nous n'avons pas
cité, son père de le battre, au point de
l'applatir comme un « cholès » (boule
de jeu). Nous l'avons vu également s'i-
maginer que l'on urinait sur lui.

A côté de ses troubles psychiques bien définis, il en présente une série d'autres : il se croit tour à tour une grenouille et une jeune mariée.

Actes de démence. — Le tableau n'est pas moins net; notre fou est suceptible, irritable, il ne sait ce qu'il dit ni ce qu'il fait, il rêve, chante, brait, joue de la trompette et imite le beuglement de la vache. Battant son père à tout propos, quoiqu'il prétende être battu, il casse les pots de la boutique et pousse l'extravagance jusqu'à se rouler dans la plume et à se cacher ainsi sous ses draps. Il présente à la scène même des accès de folie furieuse, il porte la main sur son père et l'on est obligé d'ôter de sa portée les divers objets qui s'y trouvent.

Troubles moteurs. — Le père nous a appris qu'il hoche perpétuellement la tête (*tremblement*), qu'il n'est jamais en repos (*incoordination*), et nous avons vu qu'il brise la poterie, soit par colère, soit par maladresse. Les troubles de la parole ne sont pas notés, quoique nous ayons vu notre fou ne pas « savoir ce qu'il dit ».

Tous ces symptômes suffisent amplement à faire porter un diagnostic d'encéphalite chronique diffuse à la période d'état, et c'est là ce que nous voulions démontrer.

La folie des gorriers.

Nous trouvons un autre exemple de fou à la scène dans la « *Farce des Gorriers* » (R. G S., 1465 ?). Il s'agit ici de deux pauvres bougres, qui, ne sachant de quoi vivre, forment le projet de devenir « *gorriers* ».. (élégants, petits maîtres). Ils rencontrent sur leur che-

min la Folie, qui a garde de se nommer, et, comme
elle est « gorrière », ils la suivent. Ils la suivent tant
et si bien qu'ils deviennent eux-mêmes insensés ; cela
ne les empêche pas de devenir également riches et
considérés, car la folie gouverne le monde.

Tel est le thème. Nous n'en retiendrons qu'un
passage : Folie fait revêtir nos deux boushommes de
vêtements nouveaux et riches. Surpris d'abord de se
voir ainsi accoutrés, nos amis finissent par ne plus
savoir qui ils sont et deviennent bientôt insensés :

LE SECOND

Plus regarde et moins me congnoys,
Je ne suis plus moy, se me semble.

LE PREMIER.

Je ne sçay à qui je ressemble
Je ne suis point.

LE II.

Dea, qui peust estre?

. . . .

Mais qu'en ditz tu, par ton serment?
Suis je?

LE I.

Tu es. Et moy? Non, rien.

LE II.

Par sainct-Jacques, je te voy bien.
Tu es toy, et moy riens quelzconques.

LE I.

Et qu'es-tu donc?

LE II.

Je ne fus oncques.

LE I.

Tu n'ez... Tu es, je le congnoys.
Et moy, non.

. . . .

Je croy que tu es insensé.

LE II.

. . . .

Tu resves, tu es tourmenté.
Par ma foy, je ne fuz jamais;
Mais tu es toy...

                etc, etc, etc.

Nous ne continuons pas cette fastidieuse discussion de nos gorriers. Aussi bien le reste de leurs discours ne nous apprendraient-ils rien de plus, et l'auteur se tiendra jusqu'à la fin de sa pièce dans des idées trop générales sur « Folie » pour mériter d'être mentionnées.

<h3 align="center">2° — CHORÉE ? ÉPILEPSIE ?</h3>

On sait qu'avec la lèpre, ce fut l'épilepsie et la chorée qui ont le plus impressionné nos ancêtres. Or, nous allons trouver un épileptique à la scène, ou plus exactement, un homme sain que l'on fera passer pour épileptique. Nous voulons parler de la « Farce d'Esopet » (A. T. t. 1).

Dans cette pièce, nous allons voir comment Esopet, le vallet du cousturier, désirant se venger de son maître, va raconter à un client (le gentilhomme) que le couturier est malade, et que le seul moyen de le maîtriser dans ses crises de rage folle, est de le rouer de coups. Mais laissons la parole au bavard :

C'est maladie de Sainl.
...Il veut menger
Les gens quand ce mal le surprent,
Qui soudainement ne le prend
Pour le lyer et pour le batre
Et encore plus le faut batre
Par les joues et par la teste
Où le tient ce mal déshonnheste.
Quoy, il semble un demoniacle
A tord il broue et il racle
Mais dessus lui nous nous jectons
Incontinent et le battons.

Voici une description, quelque peu fantaisiste sans
doute, mais qui éveille plutôt l'idée de 2 maladies : la
chorée et l'épilepsie. Nous ne devons pas chercher de
renseignement précis dans l'allusion à la « Maladie de
Saint ». Il s'agit probablement, en effet, de St-Acaire (1),
qui est, comme nous l'avons vu, le patron de tous les
nerveux. Les autres symptômes sont assez mal notés.
Nous aurons pourtant, un peu plus loin, quelques
renseignements sur les prodromes de l'affection.

> En est bon avertissement.
> Premier, quand il sent ceste ordure
> La teste lui verrez tourner
> De çà de là et emmener
> Sans dire mot en sa folie;
> Et puis dessus son establie
> Tappe, toppe ses mains frapper.
> Incontinent le faut happer
> Même le lyer d'une corde
> Auleunes foys qu'il ne vous morde.

C'est donc plutôt à la chorée que nous aurons
affaire, car aucune perte de connaissance n'est notée.
La crise paraît pourtant aiguë et passagère, et les
symptômes, trop vaguement énoncés, ne permettent
pas l'affirmation sans risquer de tomber dans le pa-
radoxe.

II. — Maladies de l'appareil respiratoire

1° — LA PLEURÉSIE

La « Farce du Malade », reproduite in-extenso
dans l'ouvrage du Dr Witkowski, nous présente un
malade à la scène, et nous fait assister à une petite

(1) Ou peut-être de St-Mathelin, également patron des fous

discussion morale. Marguerite de Navarre, en cette piécette, nous fait l'exposé suivant : un malade se demande, perplexe, s'il doit, pour guérir, écouter les conseils de sa femme, ceux de son médecin, ou, comme lui conseille sa chambrière, invoquer simplement la toute puissance du ciel. Il se range à ce dernier avis. Dieu fait un miracle, et, en l'espace d'une journée, notre malade est rendu à la santé. Le médecin est, dans cette pièce, présenté sous un jour assez peu favorable, surtout avide de ducats.

Dès le début de la farce, notre malade se plaint d'un point de côté :

LE MALADE.

Ma femme, que je suis mallade
Je sens au cousté grant doulleur,
J'ai le gout amer, le cœur fadde.

Nous voyons déjà qu'il s'agit d'une maladie aiguë; notre malade est un fébrile, pour avoir le goût amer. L'inappétence est notée un peu plus bas, lorsque la femme lui ayant offert à manger, le malade répond :

Menger, qui n'a plus de saveur?
Vous me faictes vif enraiger,
Menger? Je vous prometz m'amye,
Que je n'ay goust ny appétit,
Et nul morceau ne sçaurais mye
Avaller, tant fust-il petit.

Puis le « mallade » nous donnera des détails sur sa douleur, qui siège :

Au cousté droict, soubz la mamelle
Et sens une alteration
Qu'il n'en fut jamais une telle.

C'est là, à peu près, toute la symptomatologie indiquée : anorexie, point de côté droit, état saburral des voies digestives, se traduisant par l'amertume du goût. Ces signes ne suffisent pas à établir un diagnostic ; aussi, nous ne pouvons que nous ranger à l'avis du médecin, qui va bientôt affirmer qu'il s'agit d'une pleurésie.

En attendant la venue de cet homme, que le malade réclame à cor et à cris, la « *femme* » offre à son mari quelques remèdes de bonne femme : elle connaît une herbe merveilleuse, dont elle offre de faire un cathaplume. Dédaigneuse des médecins et de leur science incertaine, elle affirme que les « *pouvres femmelettes* » leur sont parfois supérieures par la connaissance qu'elles ont des herbes. Le *mallade* ne veut rien entendre, et nous ne pouvons que l'approuver. Il renouvelle ses insistances, et la femme court chercher le médecin, non sans prétendre que la guérison serait obtenue par cinq « *germes d'œufs* ». C'est alors que se place la tirade de la servante, qui, en un assez long discours, affirme qu'un simple acte de foi peut rendre la santé à notre homme. Rien qu'à l'écouter, celui-ci se sent soulagé.

Enfin, arrive le médecin, et nous allons voir comment il pose son diagnostic :

LE MÉDECIN.

Ma commère, vouldrois savoir
Quel mal il a?

LA FEMME.

Soubz le tétin.

LE MÉDECIN.

Quant lui print-il?

LA FEMME.

Ce fust arsoir,
Mais il ne s'est plainct qu'au matin.

Et notre commère de se mettre à jacasser et de soumettre au mire une recette coprologique que lui enseigna la « grant Cathin ». Le médecin n'entend pas de cette oreille ; il veut d'ailleurs voir le malade avant de se prononcer.

A peine auprès de celui-ci, son geste immédiat est de toucher le pouls, et nous ne nous en étonnons pas. Pour compléter le diagnostic, quelques questions sont nécessaires, et la reine de Navarre, par la futilité de ces questions, semble bien avoir voulu faire une satire des mœurs médicales.

LE MÉDECIN.

Avez-vous mangé potirons?
. . . .
Va poinct trop dur vostre cheval?
Avez-vous prins froid ou bruyne?
Ça, baillez-moi cest urinal
Que je regarde son uryne.

Il regarde, puis dict...

Nostre uryne est bonne...
. . . .
Seigner, il vous fauldra, ainçoys
Que de prandre autre médecine,
Car, si autrement commençoys
Médecin serait trop indigne.

Ces derniers mots semblent bien nous prouver toute l'importance qu'avait la saignée à l'époque ; à ce sujet, nous renvoyons à notre chapitre sur la thérapeutique. Remarquons une fois de plus, au passage, que le diagnostic est fait par le simple examen du pouls et par l'aspect (fluidité, couleur) de l'urine.

Suit une courte discussion entre le médecin et la femme, celle-ci ne voulant pas démordre de ses idées de bonne femme, celui-là ironisant :

> Je ne veiz jamais malladye
> Tant difficile en soit la cure,
> Que quelque femme à l'estourdye
> Mille remèdes n'y procure.

Puis le mire procède à la rédaction de l'ordonnance, et, sur le point de partir, songe à se faire payer :

> Or sus, baillez-moi les ducatz.

LA FEMME.

> Voy les cy, tendez-moy la main.

Or, lorsque le lendemain arrive notre médecin, il est fort surpris de trouver en parfaite santé son malade ; celui-ci a écouté les conseils de la chambrière et s'en est remis à la toute puissance céleste. L'homme de science manifeste une légitime surprise :

> Si tost guarir ung *pluréticque*
> Sans grande évacuation,
> Je nai poinct veu en ma praticque.
> N'avez-vous plus de passion?

L'évacuation dont il est question ne paraît pas être la ponction, mais bien plutôt la saignée. Le médecin se refuse d'ailleurs à croire à la guérison et propose à nouveau de saigner le bonhomme. Celui-ci tend aussitôt son pouls, et le mire est bien obligé de constater qu'il n'a plus de fièvre. Ici va se terminer la petite pièce ; tout le monde est satisfait. même la femme qui trouve que le médecin a bien gagné son ducat « *pour écrire en home sçavant* ». Néanmoins, le malade se méfie maintenant de l'homme qu'il avait adoré :

> Mais que les deux mains lon luy dore,
> Souvent reviendra en ce lieu.

Tel est le seul cas de pleurésie au théâtre que nous ayons rencontré.

2° — LA PNEUMONIE

A côté des maladies que nous venons de voir, le « *Testament de Pathelin* », qui fait partie de ce que l'on pourrait appeler le « Cycle de Pathelin », va nous donner un exemple de délire dans les maladies aiguës.

Voici quelle est la donnée de cette pièce :

A peine en route pour le palais, Pathelin se trouve malade, un peu « *fade* ». Il retourne chez lui, et sa femme Guillemette l'interroge. Et déjà la question étiologique, si chère aux âmes simples, se pose : D'OU VIENNENT ces douleurs, mon doux ami ? Pathelin sait seulement que *la mort lui livre assaut,* et qu'il veut se reposer ; le cœur lui manque, il transpire, il n'a plus la force de parler. Aussi Guillemette va-t-elle courir chez l'Apothicaire. C'est la première fois que nous nous trouvons en présence de l'apothicaire au théâtre et que nous rencontrons d'ailleurs ce mot.

Ici se place une assez jolie petite scène : Guillemette se précipite chez l'apothicaire, et son émotion est telle qu'elle ne peut plus s'expliquer ; *il a souci et peine,* dit-elle, sans rien pouvoir ajouter. Enfin, reprenant ses sens, son premier soin est de rassurer notre homme au sujet de ses honoraires. Et, sans perdre de temps, Guillemette court chez messire Jean, le curé.

Or, pendant que Guillemette est en course, maistre Aliborum, l'apothicaire, arrive chez Pathelin. Celui-ci est étendu sur son lit, en proie à la fièvre continue. L'état du malade est assez bien tracé : son premier mot, à l'arrivée de maistre Aliborum, est pour demander à boire, pendant que sa femme est absente. Nous avons appris, en outre, qu'il est couvert de sueur,

qu'il a de la fièvre. Le tableau d'une maladie fébrile
va être parachevé, lorsque nous allons voir notre
bonhomme délirer de la façon la plus nette. A l'apothicaire, qui, sans ménagement, lui a appris que le
cas est grave, Pathelin répond en demandant à quel
quartier de la lune nous en sommes. Puis apercevant
le curé derrière l'huis, la grande préoccupation le reprend, et il croit voir quelqu'un qui lui apporte de
l'argent. Enfin, il réclame sa *salade* pour armer sa
teste, et lorsque maistre Aliborum empressé lui propose quelque médecine, il répond :

> Je ne veux faisant, paon, ne cigne,
> J'ai l'appétit à un poussin.

Voici donc un autre symptôme : inappétence.

Enfin, continuant à délirer, Pathelin demande
que l'on lui plume deux oiseaux et qu'on lui serve une
écuellée. Aliborum dit : « Un peu de lait d'amande serait meilleur, et il vous faut du sucre fin pour chasser
toute « *flume* » (flegme, flegmon) ». Le remède est
simple.

Enfin, l'on va convaincre Pathelin de la nécessité
où il est de faire son testament. Mais le malade continue à délirer : tout son argent est dans la Seine. Puis
les hallucinations vont venir : Pathelin voit grimper
un chat, et demande qu'on l'abatte de trois coups de
pelle, et il précise : je n'ai point bu. Puis, par association d'assonances, le mot Saint éveille en son esprit
l'idée des femmes dons les seins sont si grands que
point n'est besoin d'oreiller. Et, au cours du testament,
le malade va divaguer ainsi, se plaignant parfois de la
grande chaleur.

Enfin, la camarde vient, Pathelin expire et l'on
songe à le mettre en bière.

Quelle est la maladie dont meure maistre Pathelin ? Le début brusque sur le chemin du palais, les sueurs, la fièvre font, dès l'abord, penser à la pneumonie.

Sans doute, il est exact que Guillemette croit à une « *continue* ». Admettons pourtant l'ignorance de cette brave femme, et nous trouverons dans la maladie de Pathelin tous les caractères du délire que présente une pneumonie alcoolique, et Pathelin s'est vivement défendu d'être buveur, ce qui confirme notre hypothèse.

Quoiqu'il en soit, une chose est à remarquer, un grand symptôme domine la scène : la fièvre ; le malade se plaint continuellement de la chaleur et réclame à boire à tout propos. Autre remarque : graduation *parfaite* du délire de Pathelin, d'abord léger, puis de plus en plus marqué, et cette graduation est insensible et aboutit pourtant à l'incoordination complète des idées. Ceci démontre un certain don d'observation, nous dirions presque un certain sens clinique chez l'auteur du « Testament de Pathelin ». Il n'en fallait pas plus pour faire notre bonheur.

III. — Maladies du foie

HYDROPISIE

Nous avons déjà rencontré un hydropique dans le *Jeu de la Feuillée*, et Nicole de la Chesnaye nous a parlé de l'Hydropisie. En voici un autre exemple, emprunté à « *Ung biau Miracle* », du cycle des Miracles de Ste-Geneviève. De l'aveu même de son auteur, ce miracle est « *en forme de farce* », ce qui nous permet de le mentionner.

Nous assistons à un défilé de malades, qui viennent demander guérison à Ste-Geneviève. C'est un
« boçu, un fièvreus, un aveugle ». Tous sont guéris
après une invocation de la Sainte.

Voici comment l'hydropique nous expose ses souffrances :

L'HYDROPIQUE.

Diex, vostre aide par charité!
Je ne sens qu'engoisse et meschief
Du fons du pié jusques au chief,
Hélas, j'ay goute miseraigne
J'ai rifle et rafle, et roigne et taigne,
J'ai fièvre lente et suis podagre,
J'ars trestout du mal Saint-Fiacre,
J'ai au cul lez esmoroïdes ;
Sy ne puis chier, c'est grand hides.
Je chie souvent du mal Saint Lou
J'ai cors, j'ay le fil, j'ai le lou.
Je suis enflez et hydropique
Et d'un costé paralitique.
J'ai l'alaine puante et forte...

Est-ce simple effet de hasard ? Mais nous retrouvons ici quelques symptômes de la cirrhose. Notre
homme est enflé, et marche difficilement ; il présente
des hémorroïdes et peut-être du purpura, ou tout au
moins des lésions de grattage (le Mal St-Loup désigne
à la fois les « loupes » et en général les lésions cuta-
nées). Il est en outre hémiplégique, et présente une
fièvre lente. Quant au mal St-Fiacre, deux vers nous
montrent bien qu'il ne faut pas le confondre avec les
hémorroïdes : c'est la fistule à l'anus.

Quoiqu'il en soit, le pauvre homme à grand besoin du secours de Ste-Geneviève, qui va le remettre
sur pied.

IV. — Maladies de la nutrition

LA GOUTTE

La première pièce littéraire concernant la goutte, est signée Rutebeuf ; elle concerne spécialement la « *goutte en l'aine, ou goutte de rains* ». Le poète, à ce propos, donne une recette burlesque, dont rien n'est à retenir. Les manières de traiter la goutte étaient d'ailleurs, en général, les mêmes que pour les autres maladies : les herbes et les pierres. Entre toutes les pierres, l'une avait des vertus plus merveilleuses que les autres, c'est la pierre signalée dans l'inventaire des meubles de Charles V (1379). Le roi possédait en effet deux pierres « *estant en un coffre de cypraès, que le roy faict porter avecques soy, dont il porte la clef...* »

La 1re : « *Pierre saincte, qui aide aux femmes à avoir enfans, laquelle est enchâssée en or, et y sont quatre perles, six esmeraudes...* »

La 2e : « *item, la pierre qui guérist de la goute, en laquelle est entaillé ung roi... et est ladicte pierre en ung estuy de cuyr bouilly... pendant à un laz de soye où il a deux boutons de perles...* »

Les Saints n'étaient donc pas seuls à guérir de la goute, et Saint-Mor avait en la pierre du roi une sérieuse rivale.

Une « *Farce nouvelle, très bonne et fort fort joyeuse, à 3 personnages* », met en scène un sourd et un gouteux (A. T.).

Cy commence le goutteux :

Hé, dieu, hélas, mauldicte goute,
Que tant mon povre cueur desgouste
Faut-il que par toy ci je meure ?
Mon varlet, hau, vien ça, escoute :
Va moy querir, quoy qu'il me couste
Un médecin, et sans demeure.

Nous ne verrons pas, et nous le regrettons, arriver le médecin demandé : le valet, en effet, est sourd et répond tout à côté :

LE VARLET SOURD.

Monsieur, quand la grappe fut mure,
Incontinent l'on vendengea.

LE GOUTEUX.

Entends-tu point que je t'ay dit?
Va moy chercher un médecin.
Sourdault, va quérir ung bolus
Et ung cyrot bien délyé,

Le valet comprend qu'il s'agit d'un livre. Il sort, rencontre un drapier sourd aussi, et les quiproquos se continuent.

Notons encore, à propos de la goutte et de son guérisseur St-Mor :

Saint Mor si guérist de la goutte
Et Saincte Appoline des dens.

(*Menus Propos*, R. G. S., t. 1).

Et aussi :

Que la goutte
De Sainct Mor et de Sainct Gueslain
Vous puyst trésbucher à plain.

(*Farce du Pasté*, A. T., t. 1).

V. — Les Simulateurs

Nous avons vu quelques types de malades à la scène, et parfois noté, chemin faisant, une certaine précision dans les symptômes énoncés par l'auteur.

Nous allons maintenant rencontrer des simulateurs, et le premier en date de ceux-ci, nous est fourni par un personnage de la moralité de « *l'Aveugle et du Boiteux* (1) ». André de la Vigne nous fait faire connaissance avec un boiteux, monté sur le dos d'un aveugle, tous deux errants et mendiants. Leur étoile les conduit auprès du corps de St-Martin, le plus merveilleux guérisseur (2). Aussitôt, nos deux paresseux d'avoir grand peur ; si le Saint les guérit, qui alors se souciera d'eux ? et de prendre la fuite. Mais leur mauvaise chance les poursuit, ils rencontrent le Saint et sont aussitôt guéris. L'aveugle accepte encore son sort, mais le boiteux nous fait part de ses projets de simuler la maladie pour attendrir le cœur des passants.

> Tant feray que seray deffaict
> Encore ung coup de mon corsaige (bonne mine).
> Car je vous dis bien que encore sçay-je
> La grand pratique et aussi l'art
> Par ongnement et par herbaige
> Combien que soye miste (sain) et gaillart
> Que huy on dira que ma jambe art (brûle)
> Du cruel mal de Saint-Anthoyne (*gangrene er-*
> [*gotique*).
> . . . .
> Puis diray que je vien de Romme
> Que j'ai tenu prison en Acre
> Ou que d'icy m'en voys, en somme,
> En voyage à Sainct Fiacre.

Le boiteux connaît donc le moyen de créer des ulcères artificiels (3), par exemple la clématite (*herbe aux gueux*) et la véronique (*herbe aux ladres*). Il n'hé-

---

(1) Voir Bibliogr.

(2) « comme les maladies fuyoient à la venue du corps Sainct Martin à Quande... » (Pantagruel, livre III).

(3) « un mendiant à moignons qui renouvelle ses ulcères avec des herbes ». (J. Vallès-*l'Insurgé*, p. 170).

site pas à raconter qu'il ira en pèlerinage à St-Fiacre, le guérisseur attitré des fistules à l'anus. L'épine dorsale de Saint-Fiacre était conservée à la cathédrale de Meaux.

Un peu plus tard, nous allons rencontrer un exemple de simulation plus amusant dans la farce de Pathelin.

Maistre Pierre Pathelin (1467 ou 1470?)

Le sujet de cette farce immortelle est trop connu pour qu'il soit utile d'y insister. Au moment qui nous intéresse, Pathelin, l'avocat sans cause, simule une maladie pour éviter de payer le marchand de drap auquel il a soutiré quelques aunes. C'est Guillemette, sa femme, qui reçoit le créancier, car Pathelin a pris soin de se coucher, et dès l'entrée, elle l'invite à parler bas, et annonce que son mari est alité depuis plus de onze semaines. C'est alors que notre homme commence sa petite comédie, demande de l'eau de rose, fort employée comme cordial, et une friction sous la plante des pieds.

Et bientôt l'avocat commence à délirer :

> T'avoye-je fait ouvrir
> Ces fenestres? Vien moy couvrir.
> Ostez ces gens noirs... Marmara,
> Carimari carimara, (1)
> Amenez les moy, amenez
> Vela un moine noir qui vole?
> Prends le, baille luy une estole...
> Au chat, au chat, comment il monte...
> . . . .
> Ces physiciens m'ont tué
> De ces brouilliz qu'ilz m'ont fait boire...
> . . . .

(1) Paroles de conjuration employées par les sorciers.

> Plus dur que pierré,
> J'ay chié deux petites crottes,
> noires, rondes comme pelotes.
> Prendray-je ung autre cristère?
> Ces trois petis morceaulx bécuz (*noirs*)
> Les m'appellez vous pillouères? (*pillules*)
> Ilz m'ont gasté les machouères.

Nous ne pouvons malheureusement pousser plus loin ces citations, car une grande partie de la farce serait à reproduire. Pathelin va surtout se plaindre en termes crus de ses fonctions intestinales, et un peu plus tard va « *faire semblant de resver* ». C'est alors que se présentent les fameuses tirades en patois divers que Pathelin va débiter : et c'est d'abord le patois limousin, puis le picard, puis le flamand, le normand où il est question du mal de Saint-Gerbold, évêque de Bayeux (dyssenterie), le bas breton, le latin de cuisine... Ces tirades diverses n'ont pas, en général, été traduites avec exactitude ; aussi bien est-il probable qu'elles ne signifiaient rien (1). Bref, l'avocat écume, délire, injurie des personnages imaginaires, demande des « poires ».

Le Dr Dupouy, dans un court article de la Chronique médicale, remarque que le symptôme qui domine dans le délire de Pathelin, est la mobilité des idées et l'incohérence du langage. Puis l'incoordination devient absolue, il y a une sorte d'automatisme cérébral, premier caractère de la démence. C'est un signe pathognomonique de la manie, « mais c'est aussi celui dont il faut se méfier le plus, car il est

(1) Notre aïeul, E. Souvestre, dont nous nous plaisons à évoquer la mémoire, a essayé de restituer le texte breton, dans lequel il reconnaît « des vers de prophétie, d'autre empruntés sans doute à des poèmes bretons du temps, d'autres inventés... pour reproduire le désordre de la folie. »

très fréquemment employé dans la simulation de la folie » (*loc. cit.*).

Nous avons vu plus haut, à propos du « *Testament de Pathelin* », un très joli tableau de délire fébrile qu'il est intéressant de rapprocher de la simulation de folie de Maistre Pathelin. Dans la première, la fièvre domine : c'est un délire de maladie aiguë. Dans la seconde farce, au contraire, il s'agit d'un délire chronique, puisque le malade est alité depuis onze semaines. Dans la première, ce sont les hallucinations qui tiennent le premier plan ; dans la seconde, les hallucinations n'existent qu'au début, et c'est à la fin l'incohérence de langage qui domine.

Le Savetier et le Cordonnier

Le boiteux et Pathelin ne sont pas les seuls simulateurs, comme nous allons le voir par l'exemple suivant (1). Ici encore, la maladie simulée sera la folie, folie sans caractère bien précis d'ailleurs. On nous dira que nous avons affaire à un « *enraigé* ». Rien par ailleurs, pas le moindre symptôme n'éveille l'idée de rage dans l'acception moderne du terme. Notre simulateur présente du délire, des hallucinations, une certaine incohérence du langage.

Voici d'ailleurs le thème :

Un savetier rencontre un chaudronnier. Après une querelle, où les coups, comme de juste, pleuvent drus, tous deux trouvent plus sage de s'entendre pour gruger un tavernier. Ils boivent donc sec, mais, lorsque le quart d'heure de Rabelais arrive, les deux larrons fouillent en vain leurs poches : pas un ne possède sou ni maille ·

(1) (A. T. tome II).

LE CHAULDERONNIER.

Par les patins bieu (1), je n'ay croix.

LE SAVETIER·

Par mon serment, et je n'ay pille.

Or donc, il ne leur reste qu'à tromper leur hôte.
Après avoir, « *en chantant* », supplié le ciel que :

> ...Quand l'hoste viendra compter,
> Qu'il ne saiche nom plus parler
> Que faict ung enfant nouveau né...

ils vont projeter le tour suivant :

LE SAVETIER·

> Tu t'en yras hastivement
> Habiller en guyse de femme,
> Et je m'en iray, par mon âme,
> Entens-tu, faiare le mallade,
> Et feray tant par ma ballade
> Certes, que le feray desver.

« *Le chauderonnier vest habit de femme et le savetier faict l'enraigé* ».

Lorsque le tavernier, qui les a poursuivis, arrive,
il est donc accueilli par ces mots :

LE CHAULDERONNIER, *en femme*

> Qui est là?

LE TAVERNIER

> Dieu gard, dame.
> Vostre mary est-il céans?

LE CHAULDERONNIER.

Hélas, il est tout hors du sens...

(1) Bieu, pour « de Dieu ». Une sorte de pudeur faisait éviter
dans les jurons la prononciation correcte du mot Dieu. On dira
de même : Palsembleu (par le sang de Dieu), ventrebleu, morbleu
(par la mort de Dieu), etc.

LE TAVERNIER

Comment? pourrait-il bien avoir
La maladie sainct Aquaire?

C'est alors que le savetier « *vient comme enraigé, et frappe, et dit* » :

A quatre, à quatre, à quatre.
Voyla la malle bestialle (?)
Par la mort bieu (1) elle s'en volle;
A dea, je l'auray par ce point.
. . . .
Voyla le clocher Sainct-Séverain.
Qui tremble de sanglantes fièbvres,
Et vous allez chasser aux lièpvres
Haro, haro, hau je le voy
Regardez, que de loups garoux!

Comme nous le voyons, notre filou ne sait, en
somme, que simuler un délire visuel, sans aucun mé-
lange de sensations auditives, sans incohérence de
langage, et sans jargonomanie. C'est une simulation
naïve, qui n'a demandé à l'auteur aucun effort d'exactitude, ni même d'invention. Il suffit de se rapporter
à l'admirable simulation de Maistre Pathelin, pour
juger de la différence extrême de ces deux œuvres:
l'une d'un artiste véritable, l'autre du premier clerc
venu; l'une variée et précise, l'autre floue et sans
imagination. Notre clerc médiocre va suivre jusqu'à
la fin la tradition médiocre des auteurs de farces: le
savelier se jette sur le tavernier et même sur son
complice le chaulderonnier, et rosse tout le monde. —
Ici se termine cette piètre élucubration.

––––––––

(1) Voir note plus haut. p. 83

VI. — Maladies diverses

Dans l'étude que nous avons faite des maladies à la scène, une chose n'a pas pu passer inaperçue : une certain nombre de maladies qui firent au moyen âge des ravages considérables, ne se sont pas trouvés sur notre chemin. De nombreux auteurs pourtant les signalent. Parmi celles-ci, la lèpre vient en tête et foule d'ouvrages la mentionnent.

Ces maladies, la lèpre en particulier, se rencontrent en effet fréquement au théâtre, mais seulement dans le théâtre lithurgique, dans les Mystères et surtout dans les Miracles de la Vierge.

Nous nous contenterons donc de signaler, sans y insister, quelques miracles dans lesquels on rencontre des lépreux ; ceux-ci sont très abondants, et les indications que nous donnons sont assurément très incomplètes.

On trouvera une description du lépreux dans « *Un miracle de Notre-Dame, de l'empereris de Romme* », p. 104 de l'édition du Théâtre au moyen âge, de Monmerqué (Didot, 1842). Dans le même ouvrage, p. 251, il est question de la « *cliquette* », avec laquelle le lépreux faisait fuir les gens sur son passage. La guérison du lépreux peut-être obtenue (p. 261) « *par l'absorbsion du sang de deux jeunes enfants* ». Nous savons, par ailleurs, que lorsque Saint-Louis eut gagné la lèpre, son médecin juif lui prescrivit un remède qui consistait à boire le sang d'un enfant. On retrouve fréquemment des traces de cette thérapeutique cruelle (1). — La lèpre se guérit également par les

---

(1) Dans un *miracle de Nostre-Dame d'Amis et Amille* (MM),

plantes (op. cit., p. 394, 401, etc., 410). — Les « Médecins de Vespasien » (1539), nous fournissent un autre exemple de lèpre :

> Certes, il est ladre pourry
> Qui jamais guary ne peust estre
> Par quelque médecin ou maistre
> Qui puisse venir...

Après cette courte digression, nous retournerons au théâtre comique, pour y voir rapidement un certain nombre de maladies très diverses.

La *fièvre quartaine* était un juron (1) autant qu'une maladie. On retrouve à chaque pas l'expression : « ta fiebvre quartaine » dans le sens : « que la maladie t'emporte ». Nous n'avons rencontré nulle part de description de cette maladie.

La gangrène (?) est mentionnée dans ces vers :

> Saint-Augustin tient pour certain
> Que celuy qui est adultère
> Sera pauvre et mourra soudain
> Ou il perdra, comme il reffère,
> Aucuns des menbres de son corps.
> (*Secrets de mariage*, A. P., t. III, p. 195).

La *phtyriase* est décrite dans le t. IV du même ouvrage :

> Le ventre avait tout joinct contre l'eschine.,
> Creux, vuyde et plat, et remply de vermine
> Si très hydeux, et mesmement l'entrée
> Que mieux semblait un lieu à tirer *myne* (an-
> [cienne monnaie).

il est question d'une guérison obtenue avec le sang de deux enfants :

> J'ai de leur sanc Amis lavé.
> Or ça, je vous en froteray
> Par le visage, et si verray
> Qu'il en sera.

(1) Autres exemples de jurons : « Par les fiebvres Dieu », « Le feu Sainct-Anthoyne les arde ».

Autre exemple de la phtyriase, emprunté à A. T., tome II :

> — Et toy, tu es <ins>tous</ins> t̶o̶i̶s̶ plain de poulx (sic)
>   Qui te mengoyent tout le cerveau.
> — Tu as menty, par ton museau,
>   Aspic remply tout de taigne.

Coma. — Une bonne description en est donnée dans la « *Cōmplaincte de l'âme damp-née* » :

> Ma langue me tient au palais
> Et n'ai puissance désormais
> De plus parler (?) mon vis pallist,
> La peau s'estresse et jaulnist,
> Mes deùs yeux s'en vont chancelant
> Et ma veue s'en va tremblant (nystagmus?)
> Mes lièvres aussi sont retraictes...
> Plus n'ay, pour allener, pertuis...
> De ma bouche sault grand pueur...
>   etc., etc.

Cette pièce, trop longue pour être reproduite ici, mérite la lecture (A. P., T. VII, 101). *La Vérolle* est à elle seule le thème d'une pièce de la plus grande curiosité, c'est, suivant l'expression de M. de Montaiglon, « l'une des raretés les plus fameuses et les moins connues ».

Nous avons nommé le « *Triumphe de très haulte et puissante dame Vérolle, royne du puys d'Amours* ». Cette pièce, dans laquelle on trouvera les renseignements les plus curieux et les plus imprévus, ne se rattache pas assez directement au théâtre pour que nous puissions faire autre chose que la mentionner, en en conseillant la lecture, du plus extrême intérêt de curiosité.

Il en est de même de la « *Patenostre des Vérollez* » (A. P., T. I, p. 69).

Nous notons encore, à propros de quelques viveurs : (1)

> Bien souvent telz gens ont les chancres
> Ensuyvans leurs plaisirs menus.
>
> (R. G. S., p. 162).

Et aussi ces quelques vers empruntés à la « *Farce
de Frère Guillebert* » (A. T., tome I) :

> Gentilz gallans de rond bonnet
> Aymantz le sexe féminin,
> Gardez se l'atelier est net
> Devant que larder le connin,
> Car, s'en prent en queue le venin
> On est pirs qu'au trous Saint Patris... (?)

Le *mal de mer* est cité dans un miracle : M. M.,
p. 594. Les vomissements « *jusqu'au sang* » sont notés.

Le *mal d'amour* est caractérisé par des battements
des artères temporales (M. M., p. 78).

Les *signes de la strangulation* sont assez bien in-
diqués (M. M., p. 327, etc.).

Le *bubon* est noté dans ces 2 vers :

> J'euz l'autre jour la bosse en l'aine
> Mais certes je cuidoy mourir (*Menus propos*).

Continuons par *l'impuissance génitale*.

Deux pièces nous fournissent des exemples à ce
sujet : dans l'une, la « *Farce de Frère Guilbert* »
(A. T., t. I), une femme se plaint de la vieillesse de
son mari :

> Je suis par trop jeune pour vous.

(1) A propos de ces viveurs, nous ne pouvons résister au plai-
de citer ces 2 vers naïfs :
> « Yl ayment les petites garces
> « Plus qu'i ne font leur créateur ».

L'époux proteste :

>   En un moys, je fais mes cinq coups...

Cela ne suffit point sans doute, puisqu'à peine le mari parti s'avance un galant.

Notre second *impuissant* est également un vieillard. Il s'agit, en effet, de deux jeunes femmes qui ont épousé deux vieux maris, et se plaignent de leur frigidité. Par bonheur, arrive un « *fondeur de cloches* » qui va se charger de refondre les maris. Ceux-ci, redevenus jeunes, battent leurs femmes au lieu de leur obéir (A. T., t. I) :

> THIBAULT.
>
> Je suis ung peu pesant et lasche
> Pour faire l'amoureux déduict.
> . . . .

> JEANNETTE.
>
> . . . . Nature le donne,

> THIBAULT.
>
> Ha, m'amye, qui ne peult ne peult,
> Vous devez prendre pacience,
> Car, quant l'homme devient plus vieux,
> Il devient plus lasche à ouvrer.

Et Pernette, la seconde femme, se plaint également de son mari :

> Tous jours il ne faict que grongner
> Tousjours ne cesse de tousser
> Cracher, niphler, souffler, ronfler..

Voici un petit trait à l'adresse des maris âgés ; aussi bien ceux-ci vont-ils se venger cruellement lorsque le fondeur les aura rajeunis.

Enfin, la « *Farce nouvelle des brus* » (1) (1536), nous

---

(1) On appelait « *brus* » les filles de joie.
                [Farce des brus, R. G. S., tome III).

montre deux ermites qui présentent un certain nombre de troubles engendrés par la continence.

Ils sont :

..:Dedans le corps sy rouillés
Que de nous n'est que pouriture.

LE IIe ERMITE

Faulte?

LE 1er ERMITE.

D'opérer de nature,

Lassés de leur chasteté, car ils sont « *fort membrus* », ils n'hésitent pas à ébaucher un viol :

« Nous avrons vos deulx brus par force ».

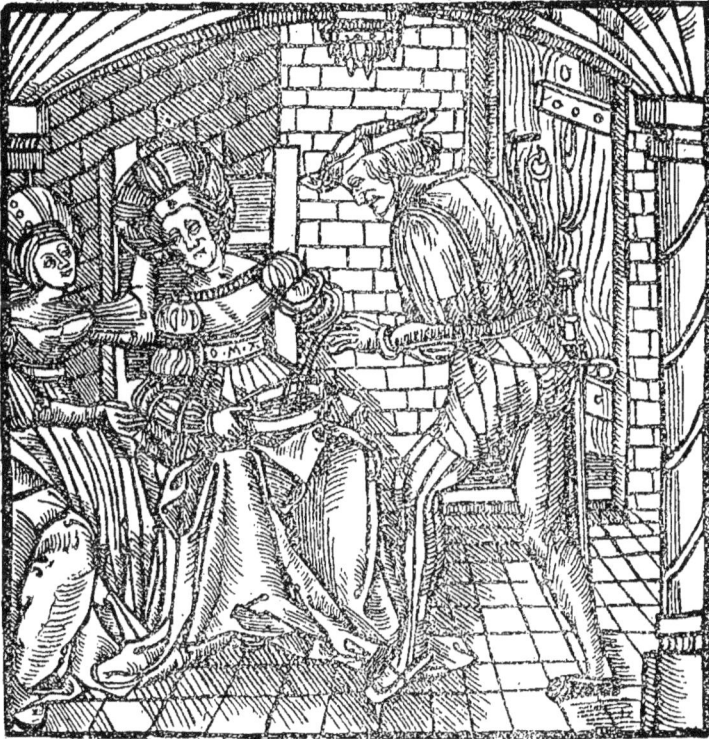

La saignée

D'après une gravure de 1519.

LA
THÉRAPEUTIQUE A LA SCÈNE

Dans cette étude de la thérapeutique à la scène, nous allons passer successivement en revue les différents procédés que nos ancêtres employaient pour obtenir guérison. Aussi bien ces procédés sont-ils plus variés qu'on ne le croirait au premier abord, et nous retrouvons un assez grand nombre d'entre eux mentionnés dans l'œuvre dramatique de nos vieux poètes. Ici comme ailleurs, force nous a été d'employer une classification quelconque, si peu satisfaisante soit-elle. Nous allons donc successivement voir les procédés physiques, tels que le clystère, la saignée, la gymnastique, et dans une seconde partie, les herbes et les pierres, enfin, le formulaire.

Et tout d'abord, une question se pose, la question du fameux « *Recipe* ». Ce mot fatidique encore employé de nos jours par quelques médecins, était d'usage courant au début de l'époque qui nous occupe. Toutes les ordonnances étaient précédées du mot lui-même ou du signe le représentant.

Or, ce « *recipe* » a été noté par un basochien observateur dans la « *Sotie pour le cry de la basoche* » (R. G. S., t. III).

Il n'est pas à vrai dire, dans cette sotie, question du médecin. Divers suppots s'entretiennent seulement

des scandales du jour, des maris trompés les plus cé-
lèbres, et des moines dont l'immoralité était par trop
flagrante. Mais bientôt paraît un personnage nouveau,
un certain M. Rien, qui, bien que n'étant *rien*, peut
tout. Cet intéressant personnage, s'il n'est pas médecin de vocation, l'est au moins par sa manière pontifiante
de donner des conseils, et surtout par ses *recipe*.
Aussi, n'est-il pas étonnant que cet homme remarquable, qui connaît le secret de faire aimer les vieilles et
de faire prendre les soudards pour des évêques, soit
bientôt consulté par nos suppots. L'un de ceux-ci lui
demande donc conseil, et le prie de lui dire comment
peut se tirer d'affaire....

> ung pauvre amant
> Aux faicts de Vénus si gourmand
> Que, ung jour, luy faisant sacriffice
> Fut surpris dans une Escrevice
> En la rue de la Huchette
> Auquel lieu souvent se délecte
> Avec sa dame bien aprinse.

A quoi M. Rien répond par un conseil, précédé
du *recipe* que nous avions promis.

M. RIEN.

> RECIPE. S'en fuyr tout nud,
> Se cacher dedans une estable

....et, comme calmant, être exposé deux heures au
grand froid.

Et, à propos de deux époux qui se trompent mu-
tuellement :

> RECIPE. Qu'i te faict, faiz luy.

Les conseils de M. Rien continuent de la sorte,
tant au sujet des maris trompés que des moines dé-

vergondés, et ces conseils sont entremêlés de « recipe »
qui leur donne un effet doctoral assez heureusement
comique.

Puisque M. Rien a bien voulu ouvrir ainsi la série de nos prescriptions, poursuivons la route tracée,
et commençons par voir quels furent les procédés de
thérapeutique physique mentionnés dans le théâtre.

I. — Les procédés physiques

LA GYMNASTIQUE

Les différents exercices de gymnastique ne sont
guère signalés dans le théâtre comique. Aussi bien
l'exemple même des plus grandes extravagances mus-
culaires était-il donné par les Sots, lorsque, sur la
scène, ils exécutaient les plus folles cabrioles, les
sauts les plus merveilleux.

Il ne faut pas, en effet, se représenter la sotie
comme une simple suite de mots d'esprits plus ou
moins heureux, de coq-à-l'âne, de verbiage sans queue
ni tête ; les exercices physiques tenaient une place au
moins aussi importante que le dialogue, et dans toutes
ces pièces l'on retrouve quelques cabrioles ou quelques pas de danse. Les sots étaient des « clowns » (1)
et des gymnastes. Une estampe de 1670, reproduite
dans la belle édition de M. Picot (R. G. S., t. I), nous
représente un groupe de 4 sots, deux reposant sur le
sol, le bras droit de l'un enchevêtré au bras gauche de

(1) Sus, faictes le saut : hault, deboult.
. Le demi-tour, le souple sault,
Le faict, le défaict, sus, j'ey chault,
J'ey froid... (Cité par E. Picot).

l'autre, un troisième sot faisant équilibre sur les cuisses demi-fléchies des deux autres, le quatrième accroupi. C'est là, exactement, un des exercices qui sont familiers à nos acrobates modernes. De nombreuses soties, d'ailleurs, nous confirment dans cette manière de voir : c'est, par exemple, la sotie des « *Sobres sots* », jeu de mots qui ne demande pas à être expliqué.

Or, bien souvent, en exécutant leurs sauts, les fols avaient soin de nous faire part de l'utilité de ces gestes au point de vue du développement physique. Ils les accompagnaient de conseils, disant que la gymnastique est salutaire ou que :

> faire le pect et la ruade
> faict l'homme avoir guérison.

Il ne faut pas, d'ailleurs, chercher autre chose que ces conseils très vagues ; nulle part, en effet, nous n'avons trouvé un exposé, même rudimentaire, des principes d'éducation physique. Les exercices corporels, l'escrime, l'équitation, étaient sans doute trop entrés dans les mœurs pour qu'il fut utile de chercher, par des conseils superflus, à convaincre un public déjà convaincu. C'est du moins là notre opinion, car nous avons déjà souvent remarqué le rôle vulgarisateur du théâtre de l'époque. (Cf. *Condamnation de Banquet*, et diverses soties et farces ou moralités qui n'ont pu trouver place ici).

Laissons donc nos sots prêcher par l'acte l'utilité de la gymnastique, et poursuivons.

LE CLYSTÈRE

Le clystère acquit rapidement droit de cité dans la thérapeutique. Il est fréquemment mentionné dans notre vieux théâtre, et, s'il fut tourné en ridicule par notre grand comique, d'autres, avant Molière, en ont souri.

Préconisé par Hippocrate, le clystère fut adopté par ses disciples médiévaux. Nous l'avons fréquemment rencontré dans le théâtre ancien (1), mais une seule pièce sera retenue, la « *Farce Moralisée* » p. p. Viollet le Duc. Le sujet de cette farce est trivial et aussi dénué d'intérêt que d'imagination. Il s'agit de deux maris, ayant deux épouses dont l'une à « *teste dure* », et l'autre « *cul tendre* ». Que faire ?

2ᵉ Mari.

Il luy faut prendre un bon clystère
Pour luy alléger le cerveau.

1ᵉʳ Mari.

De vray?

2ᵉ Mari.

Pour la bien faire taire
Il luy faut prendre un bon clystère.

1ᵉʳ Mari.

Et si el veut crier et braire
Comme toujours?

2ᵉ Mari.

Sans larme Dieu
Il luy faut prendre un bon clystère
Pour luy alléger le cerveau.

1ᵉʳ Mari.

Mais encore?

(1) On rencontre fréquemment le clystère « barbarin » :
« Vous faut-il un suppositoire
Ou ung clistère barbarin ? »
(Farce de Frère Guillebert).
Nous n'avons pu retrouver la signification précise de ce terme.

2e Mari.

Il n'es rien si beau
Pour la chaleur et la tempeste
Et la mauvaistié de sa teste.
S'el prent médicine par bas
Jamais tu n'auras nul debas.
Il faut que le bas soit ouvert
Autrément la teste se pert;
Car, voys-tu, la chaleur qu'elle a
S'esvacuera par ce lieu-là,
Incontinent et sans arrest.

1er Mari.

. . . . Et de la tienne
Que tu dis qui a le cul tendre?

2e Mari.

. . . . Il lui fault prendre
Ung restrainctif, entends-tu bien.

1er Mari.

Corbieu, et vous n'y sçavez rien.
Tu dis que le hault se pert
Si le bas n'est toujours ouvert
Et puis tu dis qu'il luy fault prendre
Ung restrainctif. Tu doys entendre
Que la fumée retournera
Au cerveau, qui te la fera
Incessanment crier et braire.

2e Mari.

J'aime mieux qu'el ait un clystère.

Voilà donc la conclusion :
L'une des épouses aura un clystère; l'autre, plutôt qu'un restrainctif (nous retrouverons ce mot), aura
un clystère. Le clystère est donc apte à guérir à la
fois les « maux de teste » et les maux opposés, et la
petite scène que nous venons de citer nous rappelle

étrangement les fameux « *Clysterium donare* » de Molière.

LA SAIGNÉE

Si le clystère fut toujours à la mode, tant chez les
Grecs antiques que chez nous, la saignée fut peut-être
un procédé thérapeutique encore plus universel. Un
volume entier ne suffirait pas à épuiser ce sujet ; de
gros ouvrages, d'ailleurs, ont été écrits sur elle. Nous
ne pouvons tracer même un aperçu, de son historique. Nous ne pouvons, sans nous exposer à une fastidieuse énumération, citer les nombreux passages où
nous rencontrons ce mot. Nous l'avons d'ailleurs déjà
à plusieurs reprises rencontré au cours de cette étude.

Nous citerons un passage emprunté à une « *Pronostication des laboureurs* », c'est-à-dire, en somme, à
un feuillet d'agenda ; peut-être (?) cette pronostication
a-t-elle été écrite pour être débitée en public.

> Seigner du jour Saint-Valentin (14 février)
> Faict le sang net soir et matin,
> Et la seignée du jour devant
> Garde des fièbvres tout cel an.
> . . . .
>
> Le jour Saint-Gerdrud bon faict
> Soy seigner ung peu au bras droict.
> Celuy qui ainsi le fera
> Les yeux clairs celle année aura.
>
> (A. P., Tome I. p. 95).

L'importance attachée au jour de la saignée, n'est

---

(1) Les choses les plus curieuses et les plus invraisemblables
ont été dites sur la saignée, spécialement au XVIIIe siècle. Nous
avons sous les yeux un traité de cette époque, où, après un
calcul ardu dans lequel entrent les onces et scrupules, et grains
de sang par pulsation dans chaque vaisseau, le coefficient d'augmentation du sang par la fièvre, etc., l'auteur conclut à la su-
périorité de la saignée du pied. Ce volume compte 500 pages.

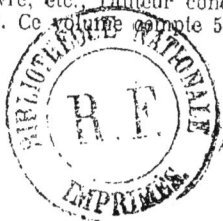

7

-pas pour nous surprendre. Ne nous a-t-elle pas été indiquée par le « *Breviarum recens ad usum Arlatensis Ecclesiae...* », qui conseille la saignée en Avril, ainsi que les laxatifs ?

Les farces, les mystères, les miracles signalent encore fréquemment la saignée, que l'on appliquait aux maladies les plus variées. La question est trop vaste et trop générale pour que nous puissions y insister. Signalons seulement la « saignée entre deux aynes », qui n'a, comme on le verra, aucun rapport avec celles que pratiquent nos médecins d'aujourd'hui :

> Sy l'un d'eulx se trouve esperdu
> L'un sera pour l'autre enseugner
> Que bientost la convyent saigner,
> Puis après fera gargarin
> D'un bon clistère barbarin
> Et pour luy remplir bien ses vaines
> La fault seigner entre deux aynes
> Tant qu'elle en puisse être assouvye.

Cette crudité semi-médicale est sans doute un mode de saignée qu'on ne saurait préconiser.

II. — Les Pierres, les Herbes et le Formulaire

LES PIERRES

Nous avons vu plus haut, à propos de l'« *Erberie Rustebuef* », que la thérapeutique par les Pierres était fort en honneur, et comment le poète la tourne en dérision. Nous avons rencontré aussi la pierre qui facilite les accouchements ; les pierres miraculeuses sont fréquemment citées dans le vieux théâtre, mais il semble également que, parfois, leurs vertus étaient dues à leur essence même. Quoique non emprunté au vieux théâtre, dans lequel nous n'avons trouvé aucune formule de remède par les pierres, nous croyons devoir donner celle-ci : il s'agit d'une formule contre la peste :

« Prenez du *saphir*, de l'*émeraude*, de l'*hyacinthe*, « de *rubis couraulx* rouges et blancs, de chacun 1 dra-« chme (1); un *scrupule* (2) de safran; de *perles*, 1 1/2 « drachme; d'arsenic blanc, 2 drachmes; 6 grains (3) « *d'ambre gris*, 1/2 drachme d'orpiment; 1/2 once (4) de « la racine de glaïeul seiche et odoriférante; de corne de « cerf pilée (5), 1 drachme; d'orpiment, 1 1/2 once. Pilez « le tout et en faites un sachet avec du taffetaz rouge et « l'appliquer sur la région du cœur ».

Le prix de revient de cette formule devait, comme on le voit, être assez élevé. Nous croyons encore devoir rappeler ici les vertus que Rutebeuf attachait aux « pierres de la rivière : rubis, stopaces, tellagons (6), grenats et galifaces ».

Il nous faut enfin ajouter quelques mots des terres, fort employées dans la vieille thérapeutique.

Les terres étaient fréquemment associées à d'autres substances; elles entraient dans la composition des médicaments sous forme de « bols ». Ce mot, qui se rencontre fréquemment, ne doit pas être confondu avec « *bolus* », préparation très différente que nous rencontrerons plus loin.

Les bols auxquels il est fait allusion dans le vieux théâtre, sont des préparations à base de terres argileuses. Les deux bols principaux sont le bol de *Lemnos* et le *bol d'Arménie*.

(1) Le drachme vaut 4 gr.
(2) Le scrupule valait 24 grains, soit un peu plus d'un gr.
(3) Le grain valait la 20ᵉ partie du gramme environ.
(4) Le 16ᵉ de la livre, soit 30 gr. 59.
(5) La corne de cerf et le corail s'employaient comme antacides.
(6) De Τηλαυγεω, briller au loin (?)

Le bol de Lemnos, ou *terre sigillée*, devait son nom à ce que les prêtres de Diane, qui vendaient cette terre, en faisaient des pastilles sur lesquelles on apposait l'empreinte de la biche, symbole de Diane.

Quant au bol d'Arménie, c'était une terre rouge, argileuse, renfermant de l'oxyde de fer. Grasse au toucher, elle passait pour astringente, tonique et antiputride. Le Bol d'Arménie entrait dans la composition du fameux « *emplâtre contre la rompure* » et du « *diarrhodon* ».

A part quelques vers nous indiquant la vertu d'une pierre ou d'un bol, le vieux théâtre ne nous fournit aucune autre remarque à faire sur les substances minérales.

LES HERBES. — LE FORMULAIRE

Plus nombreuses et aussi efficaces que les pierres, étaient encore les herbes. Dans la grande majorité des cas, il n'est pas spécifié de quelle « herbe » il s'agit, et si, parfois, il est question de sauge ou de plantain, le plus souvent le mot générique « herbe » est employé dans le sens le plus large, comme nous dirions aujourd'hui remède.

Il n'est pas de roman épique, il n'est pas de chanson de geste où l'on ne retrouve à chaque pas mention d'une herbe, qui, appliquée sur la plaie d'un chevalier, présente les plus remarquables vertus.

Si l'herbe est moins fréquemment mentionnée au théâtre, nous la rencontrons néanmoins souvent. Ses vertus sont d'ailleurs les mêmes que celles qui la rendaient si utile aux « preux ». Elles guérissent toutes les maladies ; et si les fidèles cousines des chevaliers se trouvaient toujours à point pour l'appliquer sur les blessures ; si Aucassin dut sa guérison à l'herbe que cueillit Nicolette, les héros de nos farces médiévales lui durent une même reconnaissance. Non seulement chirurgicale, l' « herbe » était aussi médicale. Tantot appliquée sur les plaies, tantôt prise en breuvage ou en nature, ses propriétés étaient toujours remarquables. N'est-ce pas l'absorption d'une herbe prise sous forme de *filtre* qui poussa Tristan et Yseult à la plus extravagante et à la plus charmante amour ? Et cette amour n'est-elle pas poussée à un degré qui la rend presque pathologique ? N'est-ce pas encore une herbe miraculeuse qui crût sur la tombe que Blancheflor la belle, éleva à la mémoire de son ami Floire ? Une herbe miraculeuse aussi qu'une parente, quelque peu sorcière, offrit à l'Amant de Marie de France, pour lui permettre de gravir une haute montagne, portant en ses bras sa mie ?

Or, si les vertus des herbes sont plus prosaïques dans notre théâtre comique, elles n'en sont pas moindres, et les guérisons obtenues sont tout aussi remarquables.

Quelles étaient ces herbes ? Une seule pièce, entre toutes, nous permettra de préciser quelque peu, et nous sommes obligés de revenir à la « Condamnacion de Banquet ». au point où nous l'avons laissée tout à l'heure. Banquet fait sa confession, et nous ne pouvons mieux faire que de lui prêter oreille ; il s'accuse de n'être utile qu'aux prêtres et aux apothicaires :

BANQUET.

Par moy est vendu à leur gré
Colloquintide et cassia,
Scamonéa, stafizagré,
Aloès, catapucia,
Dyaprunis, ierapigra,
Bolus, opiate et turbie,

Séné, azarabacara,
Myrabolans et agarie.

Puis Banquet récite le confiteor et est pendu. Clistère, Saignée, Pillule, Secours, Diette et Sobresse n'ont
eu que des rôles très secondaires de gardiens, de geô-
liers, et leur nom seul est à signaler.

Voyons quels sont les divers produits cités par
Banquet :

La coloquinte est employée depuis Hippocrate.
Quant à la casse, nous ne pouvons préciser s'il s'agit
de Cassia fistula (laxatif) ou simplement de Cassia cin-
namomea, qui est la cannelle vulgaire. Pour des rai-
sons diverses, la 1re hypothèse nous paraît la plus
vraisemblable. La scammonée est, comme la casse,
un très vieux remède. On rencontre fréquemment les
noms de ces deux substances associées. (1)

La stafisaigre (2), l'aloès, l'épurge (3) ou catapuce
sont autant de purgatifs drastiques fort en honneur
à l'époque. Le dyaprunis, ou diaprun, est un électuaire
purgatif à base de pruneau. Voici quelles étaient les
substances entrant dans la composition du diaprun
simple :

polypode, réglisse, fleurs ou semences de violette,
graine d'épine-vinette, roses rouges, santal, sucre
à incorporer dans la pulpe de pruneau. Dose: 15 à 60 gr.

(1) « Or, pour vous dire comment il guérist de son mal principal (la pisse chaude), je laisse ici comment pour une minorative,
il print 4 quintaux de scammonée colophoniacque, six-vingt et
dix-huit charretées de casse, unze mille neuf cens livres de reu-
barbe, sans les aultres barbouillemens ».
(Pantagruel, liv. II, chap. XXXIII)..

(2) Delphinium stafisagria, renonculacée du midi de l'Europe,
renfermant 4 alcaloïdes, surtout employée comme insecticide (herbe
aux poux) et en art vétérinaire, à l'époque, considérée comme
stimulante.

(3) Euphorbia lathyris, purgatif drastique à la dose de III à
X gouttes d'huile.

Le *diaprun solutif* comprenait :

diaprun simple	190 gr.
poudre scammonée	8 gr.

Dose: 8 à 30 gr.

La composition de l'hierapicra (1) était la suivante:

aloès	125 gr.
cannelle	8 gr.
macis	8 gr.
racine de cabaret (2)	8 gr.
safran	8 gr.
mastic	8 gr.
miel	500 gr.

Quant au bolus, qu'il ne faut pas confondre avec les divers bols, il s'agit, dans le cas particulier, du fameux « *bolus ad quartanum* », préparation fébrifuge à base de quinquina, d'émétique et de carbonate de potasse. Nous avons vu, un peu plus haut, les bols, terres argileuses de diverses origines qui entrent, en particulier, dans la composition du diarrhodon (v. page 99).

Rien à dire de la turbith, de l'opiat (3), du séné, de l'agaric. L'azarabacara (?) désigne peut-être mélia azadarachta, c'est-à-dire le margousier dont les racines et les feuilles ont des propriétés anthelmintiques. Quant au « myrabolans », c'est une corruption de « myrobalanus » littéral, gland à parfum. C'est là le nom générique sous lequel on comprenait cinq sor-

---

(1) δαιρος, saint. πικρος, amère. Emménagogue et anthelminique. Alexandre de Tralles (560) obtient par l'hièrapicra, l'évacuation d'un ver solitaire de « douze coudées ».

(2) Asarum europeum émétique et diurétique.

(3) A l'époque où nous sommes reportés, opiat désigne uniquement les électuaires à base d'opium,

les de fruits (1) affectant à peu près l'aspect d'un
pruneau. Cette énumération, faite par un médecin
est la plus importante que nous ayons rencontré.

En voici une autre, empruntée à un monologue
du XVI⁰ siècle : « *S'ensuit le sermon fort joyeux de
Saint-Raisin* » (A. P. II, p. 112) :

> Se trouver voulez guarison
> Ne faites mye garnison
> D'eaue ferrée ne de tisanne,
> Trop ils amaigrissent la veue,
> Ne de porpier, ne de laictue,
> Qui a plusieurs hommes rué (?)
> (manque un vers)
> Par menger tels mélencolies
> En boyvent ces eaues bouillies.
> Ne croyez pas que nous devion
> User de drapenidion
> Pour garir le pis (poitrine) et la toux
> Ains je fais savoir à tous
> Que tout ce ne vault deux ognons.
> . . . .
> Or, de ces sirophes laxatifs
> Ne dyarondon ablatifs
> Ne d'herbe ne d'électuaire
> De telz fatras n'ayez que faire.

L'acteur conseille encore *l'aillet* et *l'oygnon.*

> Et non pas ces pauvres grenades
> Qui sont mal sades et trop aygres.
> . . . .
> Que vault tisetaine ou eaue d'orge

(1) Myrobalans citrins (Terminalia citrina).
Myrobalans chébules (Terminalia chebula).
Myrobalans indiques (Fruits non mûrs du précédent).
Myrobalans bellirics (Terminalia bellerica).
Myrobalans emblics (Phyllanthus emblica).
Toutes ces espèces proviennent de l'Inde et ont des effets
légèrement laxatifs et astringents (Littré).

Au mal des yeux et de la gorge?
Rien; mais ce bon vin ravoye
Cœur, poumon, et rate, et foye
Estomach et boyaulx menus
Pour vin sont en santé tenus.
Et pour ce, je puis donc bien dire
Qu'il n'est physicien ne mire
A tout leurs bóetes panétrées
Ne leurs poches d'herbes enflées
Qui peult bien secourir la gent
Combien qu'ils en prennent l'argent...

Rien de particulier à dire sur l'eau ferrée; le pourpier, la laitue étaient considérés comme calmants et narcotiques. Nous n'avons pu retrouver la signification du mot drapenidion. Quant à l'ail et à l'ognon, dont il est ici question, il ne faut pas croire qu'il s'agisse d'une plaisanterie gratuite : ces deux plantes étaient employées, ainsi que le poreau, comme stimulants.

Voici la composition du « *dyarondon* », ou plus correctement du « *diarrhodon* », poudre tonique et astringente.

Roses rouges.
Santal blanc.
Cannelle.
Terre sigillée.
Bol d'arménie.

Les roses rouges et l'eau de rose entraient dans quantité de formules, et servaient à la toilette :

L'eaue rose à laver les mains
(A. T. II., p. 301).

Enfin, c'est ici le moment de donner la formule du fameux restrainctif, que nous venons de voir à

propos du lavement, et qui était fort en vogue à l'é-
poque. (Voir dans Rabelais l'accouchement de Gar-
gamelle). Les restrainctifs étaient au nombre de deux
principaux. L'un, *l'onguent styptic*, se composait de :

> Huile rosat lavée en eau d'alun.
> Cire banche.
> Noix de cyprès.
> Noix de galles vertes.
> Myrtilles.
> Balaustes.
> Ecorce de grenade.
> Calices de glands.
> Accacia.
> Sumac.
> Mastic.
> Suc de nèfles.
> Suc des cormes vertes.

Le second restrainctif était l' « emplâtre contre
la rompure ». Il comprenait les substances de l'onguent styptic, moins le sumac, les nèfles, cormes —
mais en plus de la litharge d'or, calamine préparée,
bol d'Arménie, aloès, myrrhe, encens, plantain, aris-
toloche, prêle, etc. Au total, il renfermait 33 substances dont on trouvera l'énumération dans la Chr. Médicale de 1908, p. 477.

III. — La Thérapeutique burlesque

Il nous reste à dire quelques mots de la thérapeuthique burlesque, qui, bien que la plus fréquente
dans le théâtre comique, ne nous retiendra guère.

La « *Farce de Frère Fillebert, qui guérit toute*

maladie », commence par un monologue où le Saint homme prétend que

> ...Puisque je suys en sa grâce,
> Moy, mes parens, tous de ma race
> Avons la lumière divine
> Pour guérir tous maulx qu'on désygne.

Il est facile de voir, en ces quelques vers, une allusion mordante aux moines guérisseurs que nous avons déjà rencontrés.

Et la farce se poursuit ainsi : Frère Fillebert, poussé par un dévouement intéressé, décide de donner ses soins à Perrette, une pauvre fille qui languit. La maîtresse de celle-ci conseille à Perrette de porter son urine au Saint homme :

> Vien avant et faict ton urine.
> > PERRETTE, *apporte un urinal.*
>
> Voyés, en voecy dens une urine
> Que j'ey faite nouvellement.
>
> > LA VOYSINE.
>
> Voyés, sa couleur poinct ne ment,
> Elle a deija le vière fade.
> > (Les deulx femmes chantent:)
> Vray Dieu. qu'elle est malade
> Hélas. d'aymer, la poure garce!

Et l'on se transporte chez le pieux frère. Celui-ci trouve rapidement le remère.

> > FRÈRE FILLEBERT.
>
> Qu'elle converse
> Avec le genre masculin,
> Vitement, soyt Pierre ou Colin.
> ....
> Mais gardés bien qu'il ne soit hongre,

Et ce bon conseil est payé par « *deulx escus et demy* ».

Une autre piécette, la farce de « *Tout mesnage* », roule sur un sujet à peu près identique. Une chambrière, malade d'amour, consulte un Fol qui se fait passer pour médecin. Celui-ci lui donne le même conseil qu'à donné Frère Fillebert, et s'offre, en outre, à le mettre en pratique.

Dans un autre ordre d'idée, nous devons signaler la présence de recettes burlesques dans nombre de monologues. Le « *Ditz de l'erberie* » renferme ainsi une recette scatologique que le D^s Witkowski n'a pas oublié de citer. Un autre monologue, du même auteur, donne la recette pour guérir de la « *goutte en l'aine* » :

> Prendez la hart de ij. penduz,
> Si prendez la queu d'un lièvre
> Et de la laine d'une chièvre
> Amer de miel, douceur de suie,
> De l'avesnière d'une truie,
> Del blanc du cul d'un noir chaudron
> Le cinquisme pié d'un mouton...

Le « *Médecin qui guérit toutes sortes de Maladies* » (Recueil de plusieurs farces, tant anciennes.... Paris, Nicolas Rousset MDCXII) est encore un bonimenteur capable de lutter avec le charlatan de Rutebeuf :

> Or, faictes paix, je vous prie,
> Affin que m'oyez publier
> La science, aussi l'industrie
> Que j'ay appris à Montpellier.
> J'en arrivay, encor hyer,
> Avec la charge d'un chameau
> De drogues, pour humilier
> Femmes qui ont mauvais cerveau,

> J'ai aussi du baulsme nouveau
> Pour guérir playes et fistules
> Et dedans c'est autre vaisseau
> De toute sorte de pillules
> Pour les basses et hautes mules,
> Pour fièbvres, chaut mal et jaunisse,
> Mal de dents et de mandibules
> Et de mammelles de nourrices.
> Ouvrier aussi des plus propices
> Qui soit en ce monde vivant,
> Pour renouer bras, jambes, cuisses
> Soudain, et viste comme vent...

Et le boniment continue.

Arrive un boiteux, et le mire lui remet sa jambe ; arrivent ensuite deux époux et un âne. Pendant que le mari s'endort, le médecin met le temps à profit et donne à la jeune femme une consultation d'un genre un peu spécial. Lorsque le mari s'éveille, il ne voit plus son âne, et, de crainte d'être battu, simule une maladie de poitrine et demande conseil au savant :

LE MÉDECIN.

> Voicy de la pilule fine
> Qui vaut mieux qu'autant d'or massif...
> LE MARY, *en prend,* puis dit:
> Qu'est-ce? diable, ils sentent les aux,
> Comment ils roullent dans mon ventre,
> Il faut que mon cul s'esvente...

Se retirant à l'écart, car l'effet des pilules se fait déjà sentir, le mary retrouve son âne, et loue le médecin, qui :

> M'ayant guary, et sans grand queste,
> Fait aussi retrouver ma beste.

La farce se poursuit par l'accouchement de la

femme, et par ce conseil burlesque du mire auquel
le mari demande une recette afin de faire un enfant
porteur d'un bel appendice nasal :

LE MÉDECIN.

Quand un autre enfant feras-tu
Ton nez au trou du cul mettras
De ta femme, et ne soit testu :
Mais tiens l'y bien, et deusses tu
Y estre et jour et nuict aussi
Jusques à temps qu'elle ait vessi.

Signalons enfin, pour terminer ce chapitre de la
thérapeutique burlesque, que nous avons à dessin
écourté deux pièces monologuées, que l'on trouvera
in-extenso dans A. P., t. 1, p. 161.

L'une de ces pièces donne diverses recettes bouf-
fonne « *pour la jaunisse, pour guérir les fols* » et pour
maintes autres maladies. L'autre, la célèbre *Vraye Médecine de Maistre Grimache*, ne date pas, comme le
croit le Dr Witkowski, de 1602, mais a été édité en
1540 dans le « *Plaisant jardin des receptes* », *Paris,
Sergent*. Toutes deux forment un abondant recueil
de recettes les plus diverses et les plus insignifiantes,
et sont fort semblables l'une à l'autre, si elles ne sont
du même auteur. Citons seulement une strophe :

Pour se préserver de la grosse vérole

Mais que ne tombez point aux pattes
Quelque chose qu'on en flageole,
Je soutiens par évidens actes
Que vous n'auriez point la vérole.
Car les maistres de nostre escole
Démonstrent comme vrays régens
Qu'elle prend, quand par chaude colle,
On se laisse cheoir sur les gens.

Suivent ou précèdent d'autres réceptes qui n'ont
rien de plus médical *Pour ceux qui ne peuvent dor-*
mir, pour la maladie d'Amour, que l'on guérit en
« *baisant la cliquette de l'huis* » *pour faire taire une*
femme, etc., etc.

Nous croyons, par ces quelques exemples, avoir
donné une idée suffisante de la thérapeutique burlesque, qui ne présente, d'ailleurs, qu'un intérêt très
secondaire, et manque totalement de variété tant dans
la forme que dans le fond.

IV. — Les Interventions à la scène

Il nous reste, pour terminer cette étude de la thérapeutique, à dire quelques mots d'une sotie dite du
« *Roy des Sots* » (1545), dans laquelle nous allons rencontrer un personnage muet auquel la parole sera
rendue par une opération chirurgicale.

Dans la sotie à laquelle nous faisons allusion, nous
allons voir le roi des sots, qui réunit autour de lui les
suppôts les plus divers. La troupe folle remarque bientôt un personnage qui ne laisse voir que sa tête au-
dessus de « l'huis ». Le roi des sots aussitôt l'inter-
pelle, mais, qouiqu'on dise, l'autre ne bouge, et se
comporte comme s'il n'entendait pas. C'est là une
inadvertance curieuse de l'auteur, car nous verrons
plus loin que notre personnage est muet en effet, mais
non pas sourd, et la logique voudrait qu'il fît, en ré-
ponse aux interpellations, un geste d'assentiment au
moins. Ce fait montre, une fois de plus, le peu de
soin avec lequel étaient élaborées les petites pièces
qui font l'objet de notre étude.

Donc, notre homme, Guippelin, ne donne aucun signe de vie. On le maudit, on l'envoie à tous les diables, on le voue à la « *fiebvre quartaine* ». Rien n'y fait. On l'amène enfin devant le roi, et les hypothèses sur cette étrange mutité se succèdent.

COQUIBUS.

C'est un guippelin
Et le mal de Sainct-Mathelin
Le tient au sommet de la teste.

LE ROY.

Non fait. Mais ce n'est qu'une beste,
Où il est en ce point honteux.

TRIBOULET.

Il cloche devant les boyteux
Et faict le sot devant les sotz.
Guippelin, réponds-moi deux mots;
Dy moy, pourquoi ne parles-tu?

SOTTINET.

Il craint ainsi d'estre battu.

COQUIBUS.

Non fait. Mais il a le lempas. (1)

LE ROY.

Non a, vrayement, il ne l'a pas.
Tu sçès bien qu'il n'est pas cheval.

SOTTINET.

Il a doncques quelque autre mal.
A-il point le Panthagruel? (2)

_____

(1) Lampas : tumeur inflammatoire qui survient quelquefois au palais des chevaux, derrière les pinces de la machoire supérieure (Littré).

(2) Le Pantagruel : probablement maladie des buveurs, peut-être envie de boire (Picot), peut-être ivresse. Cette version nous paraît la plus vraisemblable, attendu que l'ivresse n'empêche pas de « *parler aux gens* », au contraire.

LE ROY.

On ne l'a jamais si cruel
Qu'il garde de parler aux gens.

TRIBOULET.

Il pourrait bien avoir les dens
De la gorge toute verrie. (1)

LE ROY.

Tu le dis affin que je rie.

SOTTINET.

Quoy donques? Il a l'esquinancie?

MITTOUFLET.

Par Nostre 'Dame, je le pense,
Car il beut hyer mon hypocras. (2)

Les hypothèses se succèdent : on pense à la pé-
pie. Puis, on cherche des remèdes : l'un propose de le
mettre en cage, l'autre de lui donner une bonne « pie »
(boisson). Enfin, l'on se met d'accord et un diagnostic
ferme est posé : Guippelin ne peut parler, car le filet
de sa langue est trop volumineux. Il est dans la si-
tuation de l'enfant qui ne peut téter pour la même
cause. Cette pathogénie de la mutité étant difficilement explicable, chez un adulte surtout, force nous

(1) Verrie : gâtées, pourries. Ces deux vers nous montrent que
le mot gorge était pris dans un sens très général pour désigner
la cavité buccale. Nous avons vu que le mot esquinancie, affection
de la « gorge », avait aussi un sens très vaste.

(2) Nous avons déjà vu, à propos de l'hypocras, que cette boisson était considérée comme produisant fréquemment « l'esquinancie ». Le vin d'hypocras se buvait surtout dans les jours de fête :

Vin d'Auxerre qui est tant beau,
Et aussi bon vin d'Yprocras.

LE SOT

Je n'en boy que le mardy gras.

(A. T., t. II, p. 300).

8

est d'admettre que Guippelin présente une tumeur de la langue.

Sottinet propose alors une cure radicale : Un baillon est placé (et par baillon il faut entendre ce que nous appelons aujourd'hui un ouvre-bouche), afin que Guippelin ne puisse mordre. Lorsque la bouche est ouverte, Sottinet déclare que le filet est en effet aussi gros qu'une corde. Il le prend dans la main et le montre aux autres fous.

Alors l'opération commence : aucun jeu de scène n'est indiqué, mais ce que nous savons des soties nous autorise à en imaginer un, aussi burlesque que possible, l'opérateur se servant par exemple d'une sonde cannelée et d'une paire de ciseaux de dimensions exagérées. Aussitôt l'opération faite, de même que l'enfant se met à téter, notre sot commence à parler. Il donne alors des indications sur sa maladie qui date de longtemps. Son filet était long et gros. C'était une corde....

retors
De trois cordelons gros et fors...

Or, de ces cordelons, l'un a nom « *Mal Vestu* ». le second « *Faulte d'argent* », et le dernier « *Crainte juvénale* ». Tels sont, d'après notre auteur, les grandes causes du mutisme et de la timidité.

Notre héros étant opéré. nous pouvons lui dire adieu, non cependant sans avoir cité le mot de la fin de son confrère en folie, Sottinet. lequel nous donne un aperçu de la licence de la cour. où l'homosexualité régnait. comme le prouvent ces quelques lignes :

Je suis ung des loyaulx sergens
Du roy, qui ai nom Sottinet,

Qui suis si *mignon* et si nect
Qu'il m'a retenu pour son cœur.
'Vous le pouez veoir, monseigneur,
Car à tout faire suis habile.

Sans commentaires.

Le théâtre médiéval nous fournit un autre exemple d'une intervention faite sous les yeux des spectateurs. Mais il ne s'agit plus d'une sotie : la pièce
dramatique à laquelle nous faisons allusion est la
« *Vengeance de Notre Seigneur* » (1437), et n'entre
pas, par conséquent, dans le cadre de notre étude.
Quoique très curieuse, nous ne pouvons donc que la
signaler, en renvoyant à l'édition : « *Vengeance et
destruction de Jérusalem, par personnages...* etc., 1510,
in-4°, où à l'ouvrage du Dr Witkoswski, qui la signale dans ses « *Médecins au théâtre* ».

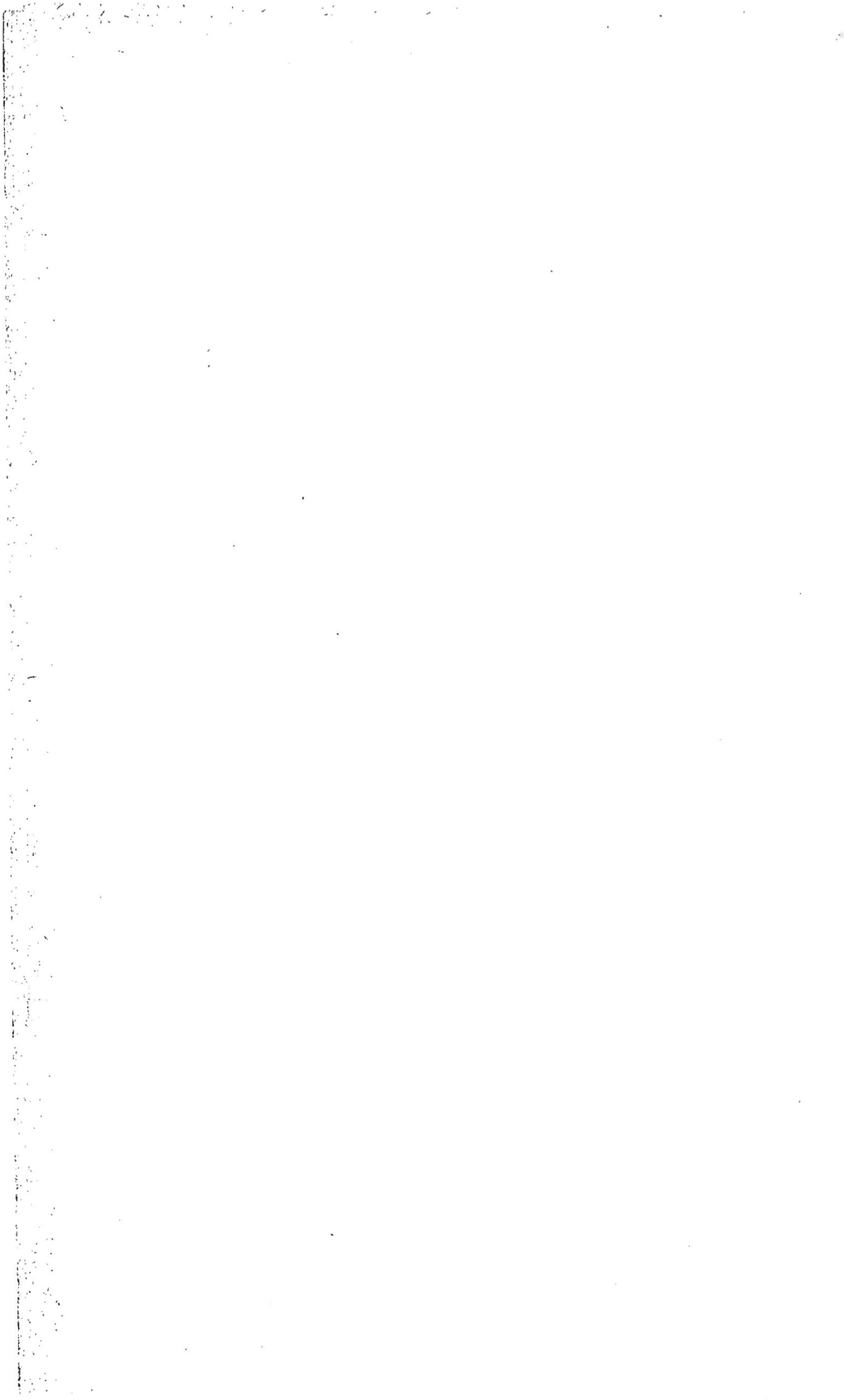

LES ACTES PHYSIOLOGIQUES
A LA SCÈNE

Afin que cette étude soit aussi complète que possible et renferme tout ce qui, de plus ou moins près, intéresse le médecin, nous avons cru devoir lui ajouter, en appendice, les quelques traces que nous avons pu retrouver des actes physiologiques à la scène. Notre tâche est ici particulièrement délicate : la science côtoie la pornographie, et nombre de textes de notre vieux théâtre, particulièrement ceux ayant trait au coït, sont impossible à citer, même sous couleur d'étude scientifique. La liberté de langage y est telle, la précision anatomique si parachevée, la grossièreté si extrême, qu'il nous faudra laisser de côté un certain nombre d'ouvrages. Aussi bien ces relations, qui offrent un réel intérêt pour le psychiâtre ou l'historien moraliste, n'entrent pas, de façon absolument directe, dans notre sujet.

Il est néanmoins quelques textes que, pour une raison ou une autre, nous n'avons pu passer sous silence. La seule excuse que nous invoquions, est d'avoir rendu ces textes aussi rares que possible.

Nous allons voir successivement :

      1° — La défécation.

      2° — Le coït à la scène.

      3° — L'accouchement et la lactation

Nos bon aïeux n'étaient pas gens à s'effaroucher des verdeurs et des crudités qui parsemaient les œuvres de leurs poètes. Plus proche que nous de l'originelle innocence, ils ne voyaient qu'occasion de rire là où nous verrions aujourd'hui recherche de perversité : « *Pour ce que rire....* »

Or, n'était-il pas bien plus « joyeux » de représenter à la scène, sous les yeux mêmes du bon public, les actes, les gestes qui le réjouissaient tant à la simple lecture ? L'effort d'évocation en était diminué, la sensation aiguisée, et les mœurs du siècle que nous appelons dissolues n'y trouvaient pas à redire. De tout temps d'ailleurs, le théâtre, né du sacrifice de la messe, avait été l'occasion d'ébats ou de gestes plus ou moins libertins ou obcènes : à la diablerie, tout était évidemment permis, puisque les diables incarnaient la luxure, c'est-à-dire le péché par excellence, mais nos bons anges eux-mêmes, n'hésitaient pas à trousser court leurs blanches robes.

I. — LA DÉFÉCATION

Dans la première de nos pastorales, dans le jeu délicieux de Robin et de Marion, le charmant poète Adam le Boçu nous présente ses bergers d'idylle et ses bergères d'opéra-comique. Dansant, « *ballant* », arrive Robin, le plus beau cavalier, qui fait ses grâces à Marion. Et c'est gai, frais et charmant. Puis, sous les ombrages, non loin des brebis, avec la joyeuse Pérette et le bon compagnon Gauthier, on s'assied, on fait la dînette. Et l'on sort de son sein, fromage gras et « *poumes* » mûres,

> Que nous mengerons, Marotte,
> Bec à bec, et moi, et vous...

puis Péronnelle tire de ses poches le pain, le sel et le cresson, et Robin, tel chapon

> Que nous mengerons, Marote,
> Bec à bec, et moi, et vous...

Et lorsque, dans cet idéal décor d'innocence et de pureté pastorale, l'on pense à s'égayer par de petits jeux amusants, savez-vous ce que Gauthier, « l'ord Gauthier », propose ?

GAUTHIER.

> Faisons un pèt pour nous esbattre,
> Je n'i voi si bon.

Voici donc le pèt qui prend droit de cité dans une des plus vieilles pièces qui nous soit restée de notre littérature, et dans une pièce toute de grâce et de jeunesse. Et nos bons pères ne s'en sont pas tenus là : ils ont poussé l'impudence jusqu'à faire de ce bruit déshonnête le sujet même d'une de ces farces qui furent tant goûtées.

La « Farce du pèt » (A. T., t. I), nous présente une femme, la femme de Hubert, qui, faisant effort pour détourner un fardeau, ne peut imposer silence à son gros intestin. D'où querelle, dispute, et pour terminer, comparution devant le procureur et le juge des deux époux. Et l'on parle sans fin, et l'on cherche longuement l'origine du pèt, et l'on discute le bon droit du mari qui prétend avoir épousé une femme, mais non pas un derrière. A quoi Madame répond, non sans à propos, que son derrière n'est pas tellement dépourvu de charme. Finalement, tout s'arrange, et le lecteur est quelque peu ahuri de constater tout ce que l'on peut dire à propos d'un « pêt ».

Lorsqu'en 1496, le lundi 10 octobre, à Seurre, en Bourgone, André de la Vigne, orateur du roi Charles VIII et secrétaire d'Anne de Bretagne, fit représenter le *Mystère de Saint-Martin*, il fit comme il était d'usage, suivre cette manifestation religieuse de deux piécettes gaies, la « *Moralité de l'Aveugle et du Boiteux* », et la « *Farce du Meunier* ». L'une et l'autre de ces pièces vont nous fournir l'occasion de quelques remarques.

Dans la Moralité de l'aveugle, nous nous trouvons en présence de l'association fraternelle de deux mendiants, l'un boiteux, l'autre aveugle, celui-ci portant celui-là. Et le groupe va, cahin-caha. Mais, bientôt, l'aveugle s'épuise, il ne peut marcher davantage, il « *fume de grant chaleur* », et pour alléger le faix, il ordonne :

> .... vous descendrez
> Et yrez faire aucun pourtraict
> D'un estron, ou que vous voudrez.

« *Sur ce poinct, le Boiteux descend, et l'Official va veoir se les moynes dorment.... »*

Le boiteux s'exécute-t-il en pleine scène ? L'auteur a négligé de nous le faire savoir. Quoiqu'il en soit, le geste devait passer à peu près inaperçu, l'attention des spectateurs étant à ce moment précis appelé sur les chanoines qui venaient alors enlever le corps de Saint-Martin, resté jusque-là sur la scène.

Il n'en sera pas de même pour la «*Farce du munyer* ».

La « *Farce du Munyer de qui le diable emporte*

l'âme en enfer », est du même André de la Vigne,
qui figura dans la Confrérie des Enfants-sans-souci.
Voici, en quelques mots, le sujet de la farce : Luci-
fer, à l'affût de quelque bonne niche à faire au Tout-
Puissant, dépêche en notre bas monde un de ses dia-
blotins, Bérith, afin qu'il fasse son apprentissage de
diable. Bérith rapportera à son maître une âme dam-
née, mais, encore peu expert , il demande où la cueil-
lir au sortir du corps du pécheur. « *Elle sort*, dit Luci-
fer, *par le fondement : Ne fais le guet qu'au trou du
c....* ». Nanti de ces doctes instructions, Bérith peut
partir en campagne.

Or, au début de la farce, nous avons fait connaissance avec un meunier, *couché en un lit comme un
malade*, et ce meunier nous a appris qu'il souffre des
reins et que sa maladie est telle qu'il ne lui est aucun
espoir de guérir. Quelle superbe occasion pour Bérith
que l'âme du meunier, considéré au moyen âge comme
l'être le plus vil ! Notre diablotin, donc, fort des instructions du maître, va se cacher sous le lit du meunier, prêt à se précipiter sur son âme. Le meunier ago-
nisant, et dont le cœur et les boyaux ne « *sont pas si
gros que fourmi* », est soudain pris d'une colique vio-
lente : « *Ostez-vous*, dit-il, *car je me conchie...* » « *Ap-
portez une bréchie ou une tasse* ». Et comme sa femme
lui conseille de mettre le derrière hors du lit, il s'exécute, non sans avoir recommandé que l'on guette le
vol de son âme à travers l'air du temps.

A ce moment, nous dit l'auteur, le meunier « *meet
le cul hors du lit, et le Deable tend son sac, cependant
qu'il chie dedans ; puis s'en va criant et hurlant* ».

Donc, aucun doute ne subsiste. L'auteur a pris
soin de nous indiquer avec précision le jeu de
scène, et tout se passe sous les yeux des spectateurs

et non pas à l'écart, derrière un rideau, le fameux rideau que nous retrouverons un peu plus tard.

Quelle était la disposition du lit du meunier sur le tréteau ? Rien ne l'indique. Peut-être était-il disposé tête à l'arrière-plan (lit de milieu) comme cela se pratique dans les spirituelles (?) comédies dont notre siècle nous abreuve. Dans ce cas, la perspective de raccourci aidant, l'effet devait être un peu atténué. Si, au contraire, le lit était placé de flanc vers le public, seul Bérith et son sac pouvait voiler un peu la nudité du meunier ; nous ne pensons pas que l'acteur chargé de ce rôle ait pris cette peine.

Quant au contenu du sac, nous ne croyons pas devoir insister ; citons seulement André de la Vigne : le diablotin, de retour aux enfers, se fait apporter une chaudière pour faire cuire l'âme du meunier : il y vide son sac, « *qui est plain de bran moulé* » et Satan « *oncques tel chose ne senty* ».

Et voilà comment le grand poète André de la Vigne, orateur du roi, auteur du *Vergier d'honneur*, secrétaire du duc de Savoie puis de la reine Anne elle-même, nous fournit le plus bel exemple, et sans contredit aussi le plus original, de défécation à la scène, en l'an de grâce 1496.

II. — LE COIT

Les grivoiseries, les récits pigmentées, les allusions à double sens se rencontrent avec une fréquence inouïe dans le théâtre comique et même sacré du moyen âge. Des pièces entières, comme la « *Farce du pêt* », comme la pornographique « *Confession* » que nous allons rencontrer plus loin, se dévident à travers un semis de mots grivois vers une conclusion amorale et graveleuse.

Pour se réjouir, nos bon ancêtres n'ont reculé devant rien, pas même devant le mauvais goût. Il font leur toutes les libertés, toutes les audaces de langage. Mais, comme le langage, même imagé, ne les satisfait pas, ils ne craignent pas de reproduire à la scène les actes les plus intimes de leur vie amoureuse.

Le théâtre a atteint parfois à une amoralité qui obligea à interdire bon nombre de pièces, et le Dr Witkowski ne se serait pas gaussé de la pudibonderie de François Ier, s'il avait connu notre vieux théâtre autrement que par les compilations que quelque bibliophile a pu faire pour lui.

Nous ne pouvons nous étendre ici sur le sans-gêne absolu qui régnait aux représentation, tant sur le tréteau que dans la salle peu ou pas éclairée, où les spectateurs, irrités par les provocations des acteurs, poussaient parfois la liberté des gestes jusqu'à l'union évangélique. On trouvera des renseignements à ce sujet dans la courte et documentée préface de l'édition de « Farces, etc.... », de P. L. Jacob (Garnier).

La licence et la crudité de langage des nombreux ouvrages auxquels nous faisons allusion, laissent loin derrière elles les plus audacieux passages de Rabelais : monologues, dialogues ou farces, parades appuyées de gestes, union sexuelle enfin consommée sous les yeux du spectateur, la graduation est parfaite.

Nous n'allons donner que quelques exemples rapides :

Le premier est emprunté aux « Sotz nouveaulx, farcez, couvez », p. p. Picot, in R. G. S.

C'est une conversation entre 3 sotz ; l'un d'eux, le

seul que nous citerons, raconte aux autres comment,
se trouvant avoir

> ...pissé en ma chemise
> « en cuydant jouer du derrière »

il crut bon de s'aller baigner. Le hasard fit qu'à peine
dans la rivière, il rencontra

> Une gorgiase fillette
> Environ de seize ans, seullette,
> Qui me dist, sans estre honteuse
> Que ma couille estait bien foureuse...
> .... Je l'embrassay
> Et dedans l'eaue la tabouray
> Comme ces mallardz (canards) font ces boures
>   [(canes).

Un second exemple de relation d'union sexuelle
nous est fourni par l'étonnante et invraisemblable
« *Confession Margot* » (A. T., tome 1). Cette piécette
à deux personnages est d'une audace telle que nous
ne pouvons en citer que la partie anatomique : encore
nous en excusons-nous. Voici les quelques vers ayant
trait à l'organe mâle :

> Sire, par ma foy, *ell* avoit
> La teste bien rouge devant
> Et un chapperon pour le vent
> Qui estoit dessus la couronne.

Ces vers sont les plus anodins de la pièce : on
juge ce que peut-être le reste, et quelle était l'occupation solitaire à laquelle se livrait l'ermite que Margot rencontra.

Plus loin, Margot décrit avec précision les préli-
minaires, l'intromission pénienne, la flaccidité consé-
cutive : c'est un chapitre de physiologie sexuelle en
vers.

Dans d'autres pièces, le coït va se parachever sous
les yeux des spectateurs. Peut-être les acteurs se re-
tiraient-ils dans une sorte de petite cabine ménagée
sur un côté de la scène et masquée par un rideau plus
ou moins bien tiré, comme cela se passait dans l'accouchement à la scène (voir plus loin). Nous trouvons un
exemple de coït parachevé dans « *Un Miracle de
Nostre-Dame d'Amis et Amille* » (MM., p. 234 et suiv.).

Voici comment « la fille » parle de Amille, qui la
dédaigne :

> Amours, mon corps trop fort tenez;
> D'Amille ne le puis oster.
> Or li ay-je volu donner
> Moi-mesme tout à son bandon.
> Mais refusée m'a, et mon don.
> Je sçay bien qu'il va reposer,
> Mais, certes, je me vois poser
> Et mettre lez luy sur sa couche...

Et la fille exécute son projet: elle va rejoindre
Amille, lui souhaite la bienvenue. Celui-ci la conjure
de s'en aller, mais la fille du roi n'en veut rien faire.

> Car hors sui de paine et d'annuy
> Quant avec vous ci endroit suy
> Seul à seul, sire

Nous laissons le lecteur conclure quelle est l'occupation de nos personnages, lorsqu'arrive le traître qui
dévoilera leurs amours. Hardré, qui accuse Amille d'a-
voir pris le plus cher trésor du roi, sa fille. Celui-ci,
d'ailleurs, nous renseigne : il n'a pas de doute sur ce
qui vient de se passer :

> La contenance assez en voy...

Et, plus loin, Amille nous racontera la scène que
nous venons de voir :

Mais une nuit que me gisoie,
Se vint coucher dedans mon lit
La, pris-je d'elle I. seul délit...

Notre bon garçon n'ajoute pas que la visite d'Hardré l'empêcha de pousser plus loin ses ébats.

La « *Farce du badin qui se loue* » (A. T., tome I), va nous fournir un second exemple de coït à la scène. Les personnages sont au nombre de trois, la femme, le badin, l'amoureux. La femme et l'amoureux ne craignent pas de se livrer à leurs fantaisies devant le badin. Mais écoutons plutôt :

L'AMOUREUX

Je vous prie, Madame Alyson,
Un doulx baiser de votre bouche.
Il la baise.

LE BADIN.

La, la, fort je me bousche,
Affin de ne vous voir pas.
Vous n'y allez pas par compas.
Tout doulx, tout doulx,
Et que dyable faictes-vous?
Vous faictes la beste à deux doulx;
Je le diray à mon maistre.

Ceci ne laisse subsister aucun doute dans l'esprit du lecteur, qui peut dire, comme le badin :

Je sçay bien que vous ay veu faire.

Il ne nous appartient pas de chercher quels étaient les jeux de scène et si l'acteur poussait à l'extrême son rôle ; nous rappellerons seulement que les femmes (1) n'ont paru à la scène que pendant le

_____

(1) « Elles (les comédiennes italiennes) faisoient montre de leurs seins et poictrines ouvertes et à autres parties pectorales qui ont un perpétuel mouvement, que ces bonnes dames faisoient aller par compas ou mesure, comme une horloge, ou pour mieux dire, comme les soufflets des mareschaux... 19 mai 1577 ».
(Pierre de l'Estoile, cité par P. L., Jacob).

règne de Henri III ou Henri IV, et que jusque-là, les
rôles de femmes étaient tenus par de jeunes garçons
de meurs plus que douteuses. Nous renvoyons, enfin,
à l'avertissement remarquablement documenté sur ce
sujet, et que nous avons signalé déjà, que P. L. Jacob publie en tête de son édition de « Farces ».

Les quelques lignes suivantes, empruntées à la
« *Farce d'un gentilhomme* » (A. T., t. I), nous donnent,
à la fois, un exemple de coït à la scène et nous fournissent aussi la preuve de l'existence de la petite cage
isolée que nous avons signalée tout à l'heure, destinée
à voiler à demi la liberté de gestes des acteurs.

Lorsque ce petit local était occupé, que ce fut par
des amoureux ou par une parturiente, un personnage faisait le rôle de « voyeur », et avait soin de
prévenir le public des moindres gestes des héros :

> Mot, mot, paix; là, je les os
> Hou! ilz font la beste à deulx dos.
> La, la, la, il joue beau jeu,
> On les voit bien par ung treu...

Mimiques, gestes obscènes accompagnaient ces
paroles, en telle sorte que l'on a pu dire que le théâtre fut à cette époque une école véritable de cynisme.
(Le Dr Witkowski s'en est-il douté ?).

Nous avons hâte d'en finir avec ce chapitre ; suivant l'ordonnance de nature, après la fécondation, l'accouchement, et nous abandonnons nos amoureux pour
recueillir le premier vagissement de leur hoir.

III. — L'ACCOUCHEMENT A LA SCÈNE

La littérature médiévale a fourni un nombre imposant de pièces ou l'accouchement entre pour une large part, soit qu'il soit le thème même de l'œuvre, soit que, plus souvent, il y entre comme épisode. Le docteur Witkowski en a réuni un certain nombre dans un de ces ouvrages. Ceci, joint à ce fait bizarre que, presque seule, la littérature lithurgique est en cause, nous oblige à passer rapidement sur ce chapitre. Aussi bien tous les accouchements que l'on rencontre à chaque pas dans les « *Miracles de Nostre-Dame* », sont à peu près calqués sur le même modèle : il suffira donc de prendre un type pour les connaître presque tous.

Lorsqu'un accouchement devait se faire à la scène, l'épisode, tout en gardant ce réalisme, qui est un de ses plus grands charmes, devait néamoins être suffisamment discret pour n'éveiller aucune idée de curiosité malsaine. Ces deux choses ont été admirablement conciliées tant dans le dialogue que dans la mise en scène.

Voici comment nous nous représentons les choses : la scène, divisée ainsi que l'indiquent toutes les études critiques, en divers étages représentant des lieux divers, en divers plans ou échafauds, devait présenter, à un des plans latéraux, une sorte de chambre dont l'intérieur était visible ou pouvait être voilé par un rideau. C'est dans cette loge, dont le rideau plus ou moins bien tiré laissait voir une plus ou moins grande partie du spectacle, que nos reines, nos saintes ou la mère du Christ elle-même enfantaient. Les douleurs survenaient en pleine scène et une compagne s'empressait, dès que la femme avait annoncé ses souffrances, de la mettre dans la loge à l'abri des regards. Puis le produit de la conception, enfant, monstre ou chien, paraissait sur la partie libre de la scène.

Nous allons étudier un « *Miracle de Notre-Dame,
comment la fille du roy de Hongrie se copa la main...
etc.* », renvoyant pour les autres scènes à l'ouvrage
de Monmerqué (voir Bibliog.) ou à la compilation du
Dr Witkwoski.

LA FILLE.

Damoiselles, je croy, par m'ame,
Que je me muir, tant sui malade.
J'ay le cueur si vain et si fade
Qu'avis m'est de touz poins me fault;
Tant m'a pris ce mal en sursault.
Que feray-je? Diex, les rains, Diex.
Confortez-moi, dame des cielx,
    Trop sans d'angoisse.

LA 1re DAMOISELLE.

Avant que ce mal plus vous croisse,
Ma dame, apuiez-vous sur moy;
Et vous en venez tost: je voy
Que traveillez certainement.
En vostre chambre appertement
    Or tost entrez.

LA FILLE ROYNE.

Diex, le ventre, Diex, les costez.
Trop sans d'angoisse et grant ahan.
Amy Dieu, sire Sainct-Jehan
Et vous mère Dieu débonnaire
Jetez me hors de ceste haire.
Certes, je muir, bien dire l'os.
Diex, or me prens l'angoisse au dos.
    Que pourray faire?

Et, après une supplication que la demoiselle
adresse au ciel, la future mère recommence ses plain-
tes :

    E, mère au très doulx Roy céleste
    Or sui-je à ma fin, bien le voy.

En effet, c'est bien là le dernier cri de la partu.

riente au passage de la tête fœtale : plutôt la mort.
Aussi, immédiatement après, la demoiselle va nous
présenter l'enfant :

> Or, paiz, de par le fils Marie.
> Dame, cessez-vous de crier.
> Je vous diz, sans plus detrier, (tarder)
> Je ne scé se vous le savez,
> Demandez quel enfant avez,
> Car il est né.

Comme on le voit, le réalisme est maintenu jusqu'au bout : après des douleurs légères dans les côtés, dans les reins, le grand effort final, l'expulsion ;
puis cette courte période d'indifférence de la mère fa-
tiguée, au moment où le fœtus est encore relié au pla-
centa et où la mère ne peut apercevoir son sexe. Cette
hébétude momentanée est rompue par la question de
l'accoucheuse.

Cette scène, comme nous l'avons dit et comme
d'ailleurs le texte l'indique, devait se passer derrière
le rideau mi-tiré.

Un peu plus loin, nous notons un fait assez curieux : ce n'est qu'après l'accouchement, alors que la
mère a été renseignée sur l'état de son rejeton, qu'elle
pense à demander un lit. Jusque là, il n'en est pas
question. Faut-il en déduire que l'accouchement à la
scène se faisait debout et qu'un enfant ou une poupée
caché sous les robes de la mère, était alors présenté
au public ? Nous ne saurions répondre. Néanmoins,
nous notons une scène identiquement semblable dans un
autre miracle, où il n'est question de lit que bien après
la présentation de l'enfant, alors que la mère désire
reposer. (M. M.).

Les autres scènes d'accouchements que l'on rencontre, pour ainsi dire au moins une fois dans chaque

miracle, ne sont guère différentes de celle que nous venons de reproduire. Notons pourtant l'expulsion de TROIS fœtus dans un de ces miracles. La relation de cet accouchement exceptionnel, qui a lieu à la scène, est faite un peu après par la sage-femme (voir M. M., p. 589). Signalons encore un avortement pratiqué sur la scène par la Vierge elle-même, pour sauver la réputation d'une de ses fidèles. Ce miracle est l'un des plus curieux par l'indication de l'amoralité à laquelle peut aboutir et aboutissait souvent le culte fanatique de la Vierge au moyen âge (*l'Abesse dtlivrée;* éd. des Miracles de la Soc. des anc. textes).

Nous n'avons retrouvé dans le théâtre comique qu'un seul cas d'accouchement à la scène, à côté de plaisanteries multiples sur les femmes enceintes. Nous voulons parler d'un simple épisode de la « *Sotie des Béguins* » (ou de Genève, R. G. S., p. 291). Il s'agit de Folie, qui, ayant besoin d'un peu d'étoffe pour faire des bonnets à ses fous, offre un morceau de sa chemise. Et, comme celle-ci est trop courte,

> Je l'allongeray
> D'un fol que pour ce enfanteray. (?)
> Puis sera bien longue à ma guise (??)
> Le voicy.

GAUDEFROID.

> Certes, l'entreprise
> Est faicte gorgiasement.

L'ENFANT.

> Donnez-moi le tetet, maman,
> Je veux la lune.

Voici, certes, un enfant précoce.

Or, comment s'étonner que les auteurs médiévaux n'aient pas hésité à donner en spectacle des scè-

nes d'enfantement ? L'accouchement était, à cette époque, une réjouissance presque publique, et un grand
nombre d'ouvrages nous font savoir qu'il est d'usage,
en ce cas, de réunir le plus grand nombre possible de
commères.

> Quand vient à l'enfant recevoir
> Il faut la sage-femme avoir
> Et des commères un grans tas.
> L'une y viendra au cas pourvoir
> L'autre n'y viendra que pour voir...
>
> (A. P., III, p. 177. — 1.546).

Ici, il est fait mention de la sage-femme : celle-ci
portera parfois des noms de circonstance : Madame
du Guet (A. P. III, p. 176). C'est elle aussi qui veillera
aux relevailles. Celles-ci se font trois semaines ou un
mois après l'accouchement :

> Ce vient au bout de trois semaines
> Que madame va relever...
>
> (A. P. III, p. 182).
>
> Ozanne, n'arez pas un mois
> Pour vous efforcier de gesir...
>
> (M. M. p. 557).

Il est parfois aussi question du choix de la nour-
rice, mais cela nous entraînerait trop loin. Disons seulement que le poète conseille de s'occuper de cette
grave question à « *trois semaines près du terme* » (A.
P., p. 175).

Notons enfin un conseil digne de Malthus :

> Tetins moussus, doulces fillettes,
> Qui aimez bien faire cela,
> Et, en branlant voz mamelettes
> Jamais ne diriez hola ;
> Un poinct y est, guettez-vous la,
> Que n'ayez point *fructus ventris*...
>
> (A. T. tome 1, p. 306).

IV. — L'ALLAITEMENT

Après l'accouchement, l'allaitement. Il en est épisodiquement question au théâtre ; dans une seule pièce, nous avons relevé une particularité amusante à ce sujet. Il s'agit de l' « *Histoire rommaine* » « *d'une femme qui avait voulu trahir la cité de Romme, et comment la fille la nourrist six sepmaines de son lait en prison* ». C'est, dans tout le théâtre médiéval, la seule trace que nous ayons relevé d'allaitement d'un adulte. La « fille » (nous sommes prévenus qu'elle a un bébé), vient en aide à sa mère que l'on laisse mourir de faim :

LA FILLE.

Hélas à peu que le cueur ne me fend
En escoutant vostre douleur cruelle;
Dont, si vous plaist, sans user de rigueur
Rendre vous veux huy amour maternelle;
Venez icy allaicter ma mamelle; (vous alalaiter
[à...)
Et en prenez vostre réfection.
En ma jeunesse me fessiez chose telle
Dont j'en avoye ma substantation.

Puis l'allaitement a lieu devant le public, et la mère, « la lèvre encore toute blanche de lait », se déclare rassasiée :

LA MÈRE.

O, me voyla bien, mon enfant;
Je suis bien réfectionnée...

Coït, accouchement, allaitement, et en voilà fini avec tout ce qui concerne la reproduction.

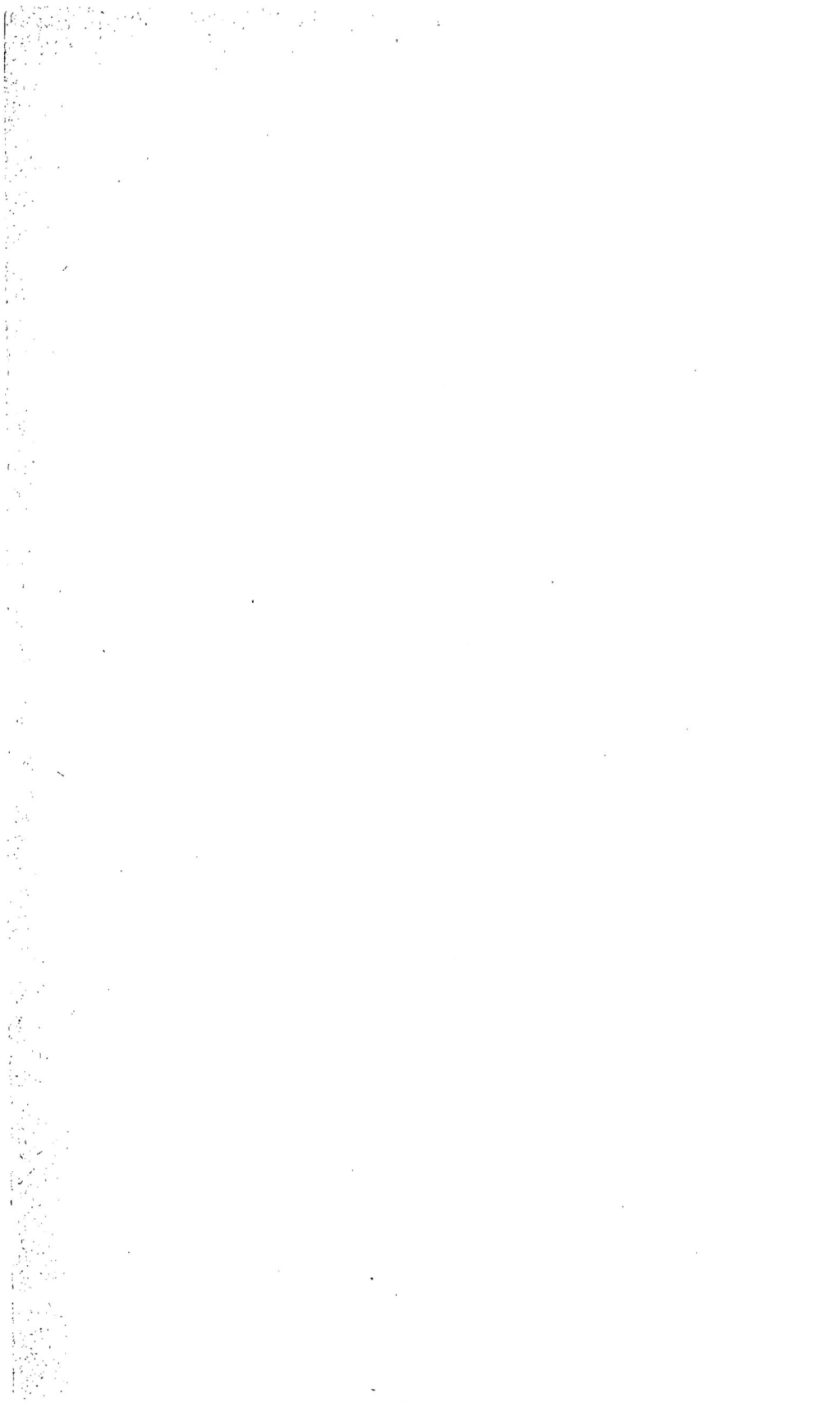

CONCLUSION

Nous voici arrivé à la fin de ce petit travail, que nous aurions voulu plus documenté et plus complet. Avons-nous atteint notre but? Avons-nous évoqué pour quelques instants la silhouette du mire médiéval, vivant et agissant dans un petit monde de naïfs, noble dans sa robe à longs plis, imposant dans l'ampleur de son geste? — Hurlant et gesticulant, grimpé sur son estrade, le charlatan est la parodie de ce savant homme; le psychologue le moins averti retrouverait de nos jours ces deux types, mais le temps et le recul nous ont paru accuser leurs lignes et accentuer leurs figures.

L'humaine douleur, éternelle, nous a fait reconnaître les maladies contre lesquelles nous luttons encore : bien peu ont disparu; quelques-unes ont changé de forme, d'autres se sont montrées. Nicole de la Chesnaye, les personnifiant, en a fait des fantoches éternels, et leurs gestes sont un grand enseignement. Pour lutter contre elles, que n'a-t-on pas dit, que n'a-t-on pas fait? Nous nous contenterons de remarquer que les grands principes qui dirigent encore notre thérapeutique ont été entrevus au cours de cette étude : nous avons rencontré les sciences physiques, les procédés de dérivation sanguine, et nombre de médicaments d'un usage encore journalier.

Quant à l'accouchement, n'était-ce pas déjà le « tendre et attendre » ? Et tel passage que nous avons

cité ne vaut-il pas la meilleure description de nos traités cliniques ?

Que conclure ? La voie est libre aux contempteurs
du progrès, aux sceptiques, aux avisés. Le champ est
ouvert à ceux qui prétendent mettre une infranchissa-
ble barrière entre la science et les arts. Nicole de la
Chesnaye n'était pas de ceux-là : il nous instruisait en
nous amusant, et, à ce titre, son œuvre mériterait de
revivre.

Que conclure ? Rutebeuf nous le dira :

> Fisicien, n'apoticaire
> Ne me peueent donner sancté.
> Je sai une flsicienne
> Que à Lions, ne a Viene,
> No tant comme li siècles dure
> N'a si bonne serurgienne,
> N'est plaie, tant soit anciene
> Qu'ele ne netoie et escure,
> La beneoite Egypciene
> A Dieu la rendi nète et pure...

(*Œuvres*. Bibl. Elz. t I. p. 41).

BIBLIOGRAPHIE

Nous ne donnons, pour chaque ouvrage, en dehors des indications de manuscrits, que l'édition la meilleure ou la plus facile à se procurer.

ABRÉVIATIONS

Ces abréviations ont été employées au cours de notre étude :

R. G. S.   Recueil général des Sotties, p. p. E. Picot. — in-8, 3 vol. DIDOT, 1902-12.

A. T.   Ancien théâtre français, p. p. Viollet le Duc, 3 prem. vol. BIBL. ELZEVIR.
Ces trois premiers tomes sont la reproduction du Ms du British Museum.

A. P.   Anciennes poésies françaises, p. p. A. de Montaiglon, 6 prem. vol. BIB. ELZ.

L. M.   Recueil de farces, etc., p. p. Le Roux de Lincy et Fr. Michel, in-8, 4 vol.
Paris, TECHENER, 1.837. Tirage restrt.

R. F.   Recueil de plusieurs farces, tant anciennes..., etc. pet. in-8.
Paris, chez Nicolas ROUSSET 1.612.

M. M.   Théâtre français au Moyen âge, p. p. L. J. N. Monmerqué et F. Michel, gr. in-8.
DIDOT, 1842.

R. J.   Recueil de farces, soties, etc, p. p. P. L. Jacob, bibliophile (Paul Lacroix), in-12.
S. d., Garnier frères.

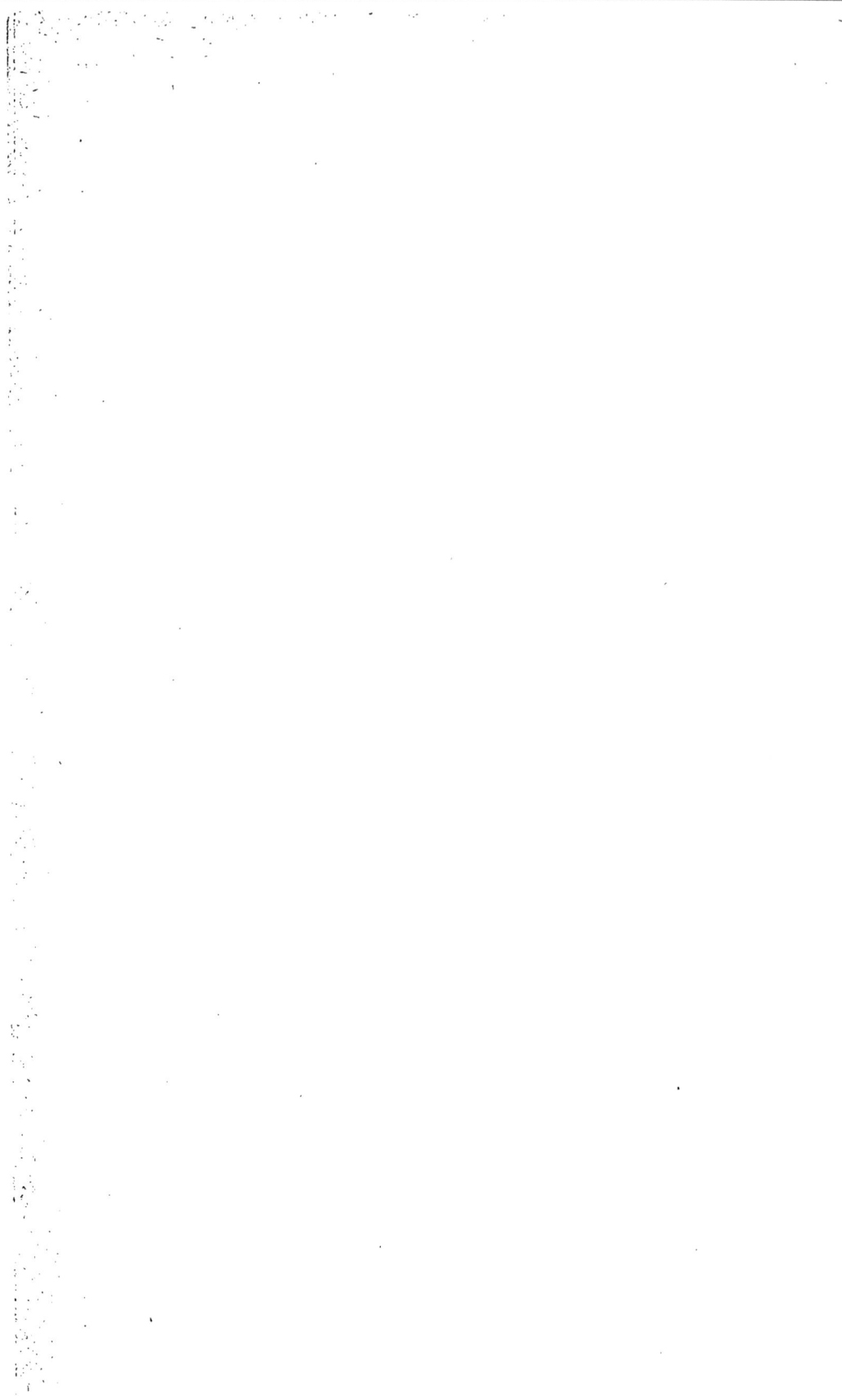

OUVRAGES CITÉS

Jeu de la Feuillée	Ms. B. N. fr. 25566. Ms. B. N. fr. 837 (vers 1-174). Edit.: 1° M. M. 2° éd. p. p. *E. Langlois,* Paris, CHAMPION 1911.
Grande Danse Macabre	Edit.: Paris, BAILLIEU, quai des Grds-Augustins, 43. s. d.
Œuvres de Rutebeuf	Edit.: p. p. *A. Jubinal,* BIBL. ELZÉV. Picard, 1874, 3 vol. in-16.
Maistre Pierre Pathelin	Ms La Vallière. Edit.: 1° édit s. d. *Pierre le Caron* 2° R. J.
Testamment de Pathelin	Edit.: 1° *La Farce de Maistre Pathelin , avec son testamment, etc.,* COUSTELIER, 1723 2° R. J.
Condamnacion de Banquet	Edit.: 1° *La nef de santé, etc., Imprimé à Paris pour A. Vérard,* 1507, in-4 goth. 98 f. f. 2° R. J.
Le Garçon et l'Aveugle	Ms. B. N. fr. 24366 (p. 242-5). Edit.: p. p. *Mario Roques,* CHAMPION 1912.
Moralité de l'Aveugle et du Boiteux	Edit.: R. J.

Sotie de Genève dite du « Monde »	Edit.: 1° *Deux soties jouées à Genève*, GÉNÈVE, 1868. 2° R. G. S. t. II.
Sotie nouvelle du roy des sotz	Ms. British Museum, $\overline{C.\ 20.\ d.}{38}$ Edit.: 1° A. T. 2° R. G. S. t. II.
Sotie nouvelle de l'Astrologue	Ms. B. H. de Rothschild, in-4. Edit.: R. G. S. t. I.
La Folie des Gorriers	Ms. B. H. de Roshschild, in-fol. 8 f. f. Edit.: R. G. S. t. I.
Jeu du Prince des Sotz	Edit.: 1° Paris, 1512, in-8. 44 f. f. B. N. Ye 1317 Rés. Arsen. B L F 50 et 50 *bis*. 2° R. G. S.
Menus Propos	Edit.: R. G. S. t. I.
Sotie pour le cry de la Basoche	Edit. R. G. S. t. III.
Les Sotz nouveaulx farcez, couvez	Edit. R. G. S.
Farce du Goutteux	Ms. Brit Mus. Edit.: A. T. t. II.
Farce d'Esopet	Ms. Brit. Mus. Edit. A. T. t. I.
Farce du fondeur de Cloches	Ms. Brit. Mus. Edit. A. T. t. I.
Conseil du nouveau Marié	Ms. Brit. Mus. Edit. A. T. t. I.
Farce des brus	Ms. B. N. fr. 24341, anc. La Vallière 63, fol. 199-204. Edit.: 1° L. M. 2° R. G. S

Farce d'un amoureux	Ms. Brit. Mus. Edit. A. T. t. I.
Farce du malade	Edit. Les Médecins au théâtre, *par* *Witkowski*, MALOINE 1905.
Farce du Chauldronnier et du Savetier	Ms. Brit. Mus. Edit. A. T. t. II.
Farce de Frère Guillebert	Ms. Brit. Mus. Edit. A. T. t. II.
Farce du Savetier Audin	Ms. Brit. Mus. Edit. A. T. t. II.
Farce moralisée	Ms. Brit. Mus. Edit.: A. T.
Farce du Médecin qui guérit... etc.	Edit.: R. F.
Farce du Pêt	Ms. Brit. Mus. Edit. A. T. t. I.
Farce du Munyer	Edit.: R. J.
Confession Margot	Ms. Brit. Mus. Edit. A. T. t. III.
Farce du badin	Ms. Brit. Mus. Edit. A. T. t. I.
Farce d'un Gentilhomme	Ms. Brit. Mus. Edit. A. T. t. I.

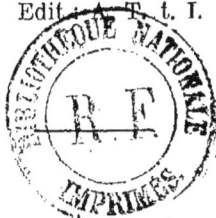

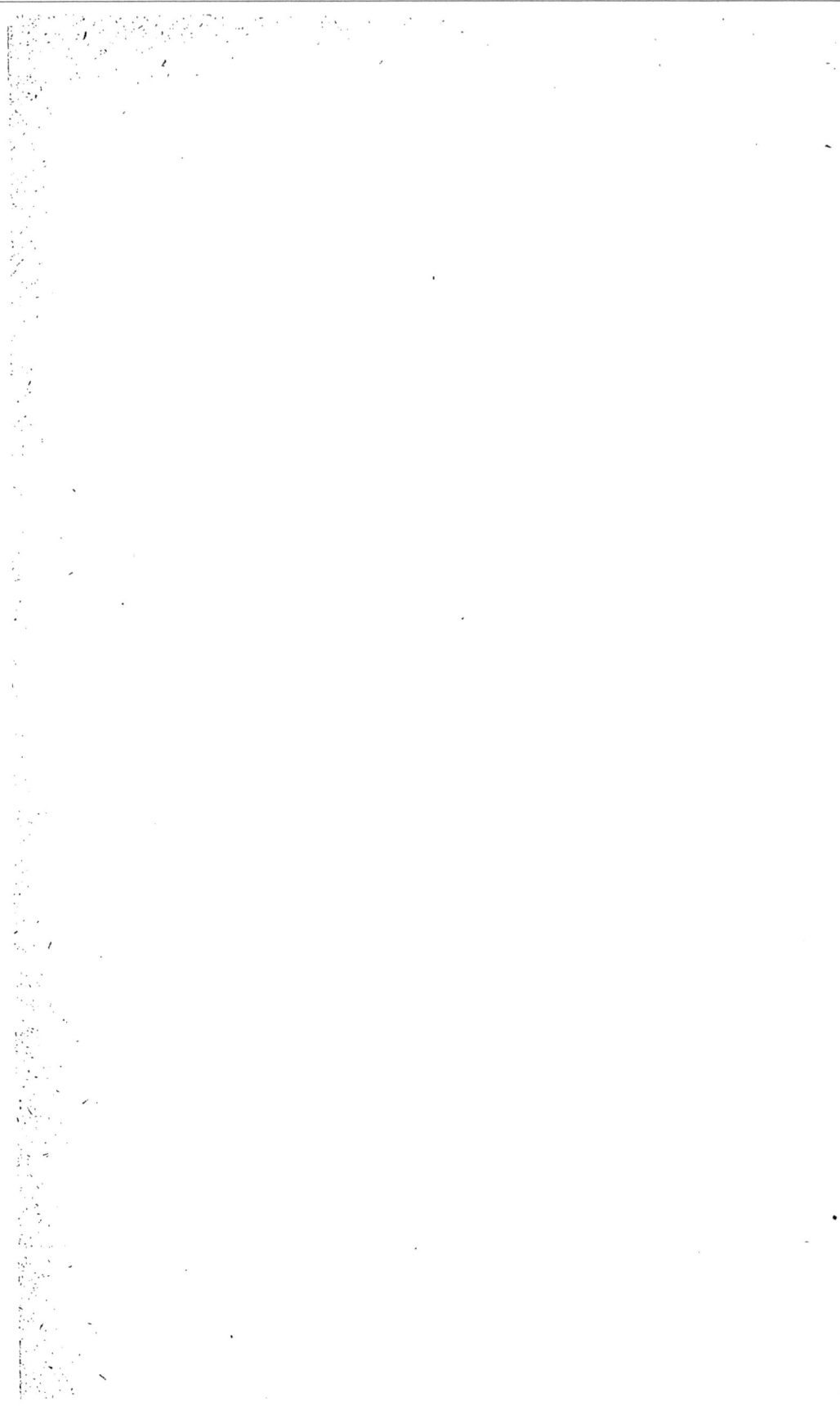

TABLE DES MATIÈRES

	PAGES
Introduction	1
Le Médecin à la scène.................................	5
I. — *Le Bon Mire*	8
Le médecin jusqu'au XIIIᵉ siècle...............	8
Le médecin au XIVᵉ siècle..........................	18
Le médecin aux XVᵉ et XVIᵉ siècles........	20
II. — *Le Mauvais Mire*	50
Le charlatan jusqu'au XIIIᵉ siècle..............	50
Le charlatan du XIVᵉ au XVIᵉ siècles........	56
Le Malade à la scène..................................	61
I. — *Les Maladies nerveuses*	62
Les fous...	62
Chorée ? Epilepsie ?................................	67
II. — *Maladies de l'appareil respiratoire*	68
La pleurésie	68
La pneumonie (?)...................................	73
III. — *Maladies du foie*	75
L'Hydropisie	75
IV. — *Maladies de la Nutrition*	77
La goutte..	77
V. — *Les Simulateurs*	78
VI. — *Maladies diverses*	85

PAGES

La Thérapeutique à la scène............................... 91

      I. — *Les Procédés physiques* 93

  La gymnastique.. 93

  Le clystère... 94

  La saignée... 97

    II. — *Les Pierres. Les Herbes et le Formulaire* 98

  Les Pierres... 98

  Les Herbes. Le Formulaire......................... 100

      III. — *La Thérapeutique burlesque* 106

      IV. — *Les Interventions à la scène* 111

Appendice :

Les Actes physiologiques à la scène.................... 117

      I. — *La défécation*........................... 118

      II. — *Le coït*................................ 122

      III. — *L'accouchement* 127

      IV. — *L'allaitement* 133

Conclusions 135

Bibliographie 137

Ouvrages cités 139

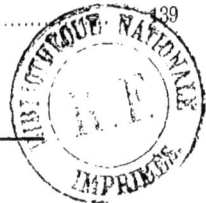

ERRATA

PAGES: LIGNES: LIRE:

7   16 — Ils *ne s'en* firent pas.....

13   22 — ....Dius i *ait* part....

14   note (2) — « *Practica* ».

18   12 — Vers *1340.*

26   11 — reporter la ligne 11 sous la ligne 13

33   20 — ....détester et *aucunement.*

33   21 — ....crapule, *ébriété* et *voracité.*

48   20 — « ...*medicinæ* et *1480* ».

52   3 — « ...*vainne du cul...* ».

75   15 et 17 — *gradation.*

87   3 — ....tu es *tous* plain...

88   26 — *Guillebert.*

96   2 — ....Il n'est *rien*...

109   1 — *bausme.*

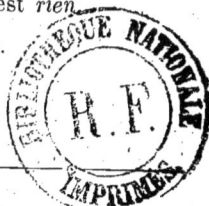

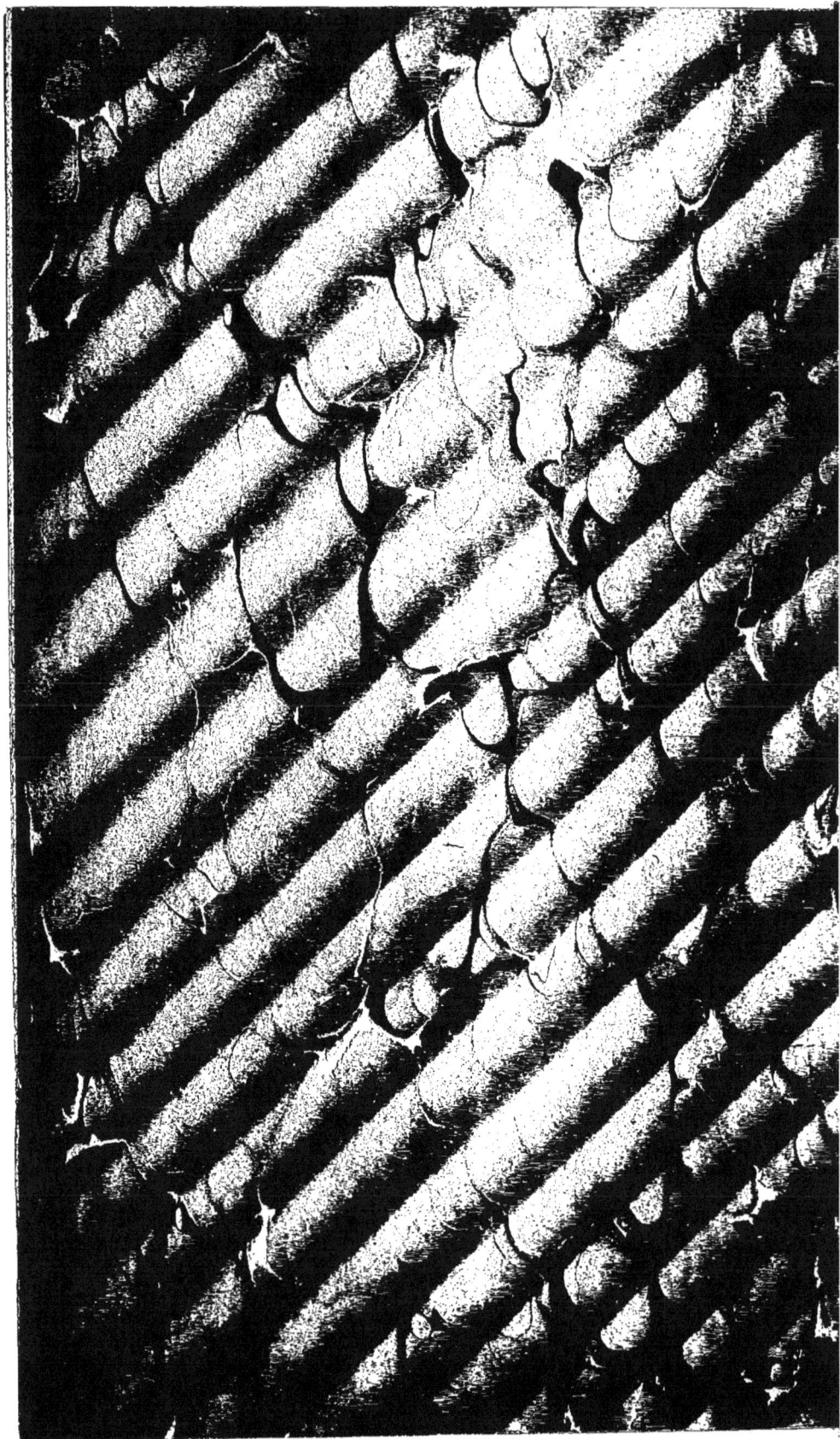

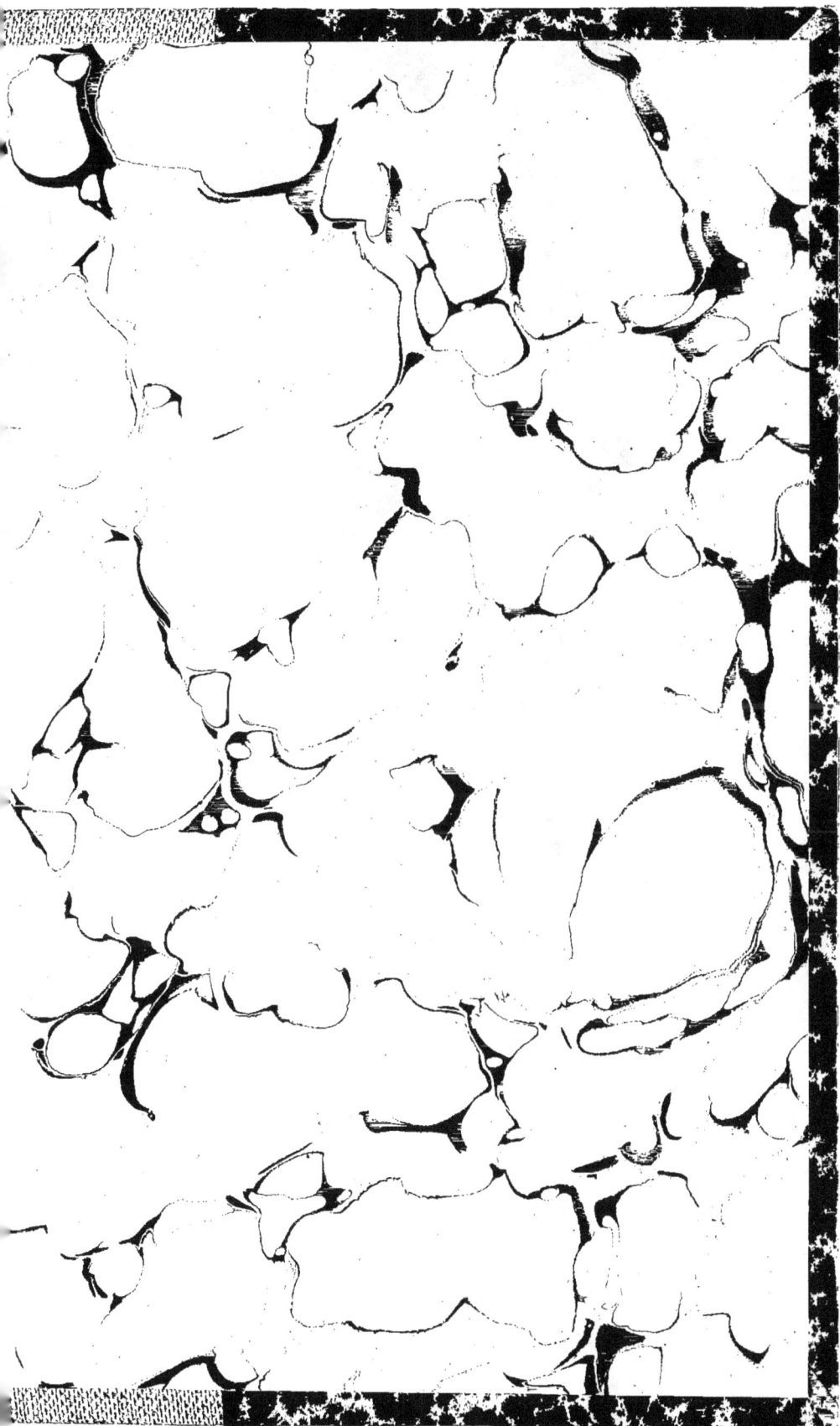

www.ingramcontent.com/pod-product-compliance
Lightning Source LLC
Chambersburg PA
CBHW030941210326
41519CB00045B/3774